Le petit livre des recettes minceur

Unité de

Diététique

Une collection dirigée par Florence Le Bras

First Editions

ISBN 2-87691-545-6
Dépôt légal : 1er trimestre 2000.

Nous nous efforçons de publier des ouvrages qui correspondent à vos attentes et votre satisfaction est pour nous une priorité. Alors, n'hésitez pas à nous faire part de vos commentaires à :

Éditions Générales First
27, rue Cassette
75006 Paris - France
Tél : 01 45 49 60 00
Fax : 01 45 49 60 01
Internet e-mail : firstinfo@efirst.com

Avis au lecteur

Pour mincir ou garder son poids de forme, il n'existe qu'une méthode sérieuse : le contrôle de l'alimentation.

Mais, rassurez-vous, contrôle ne veut pas forcément dire privation. Limiter l'apport calorique est une chose, équilibrer son alimentation en est une autre, tout aussi importante, car l'organisme a besoin de variété. Il suffit parfois de perdre quelques mauvaises habitudes pour gommer deux ou trois kilos superflus.

Pour bien gérer votre alimentation, préserver votre capital forme et votre silhouette, voici quelques notions toutes simples.

Apprenez à connaître les aliments

Les aliments sont divisés en six groupes :

- Les viandes, les poissons et les œufs : ils apportent à l'organisme des protéines qui permettent aux muscles de fonctionner.

- Le lait et les produits laitiers : fromages, yaourts… qui apportent du calcium, indispensable pour la solidité des os.
- Les graisses : beurre, huiles, margarines, crème fraîche qui fournissent des acides gras et des vitamines bénéfiques pour la peau.
- Les féculents : farineux, pain, céréales, légumineuses qui apportent des sucres lents, dont le cerveau a besoin.
- Les fruits et les légumes, pour les fibres qui participent au bon fonctionnement de l'intestin, et la vitamine C.
- Les boissons qui équilibrent la teneur en eau de l'organisme au fur et à mesure de son élimination par la transpiration et la diurèse…

Équilibrez votre alimentation

L'équilibre repose sur deux notions : la variété et la bonne association des aliments au cours d'une même journée. L'une des bases essentielles de l'équilibre est la notion d'équivalence, c'est-à-dire le remplacement d'un aliment par un autre aliment du même groupe, qui a la même composition nutritionnelle, et qui apportera donc à l'organisme les mêmes nutriments. Toutes les calories ne sont pas égales entre elles et ne sont pas interchangeables : les 100 calories apportées par du chocolat sont très différentes des 100 calories fournies par de la viande. Une journée de régime à 1 200 calories n'a pas les mêmes effets sur la santé selon que celles-ci sont apportées par trois repas structurés ou par plusieurs paquets de petits gâteaux !

L'équivalence est un peu comme un « troc » entre aliments du même groupe. Vous n'aimez pas les œufs... Vous pouvez les remplacer par du jambon, de la viande, du poisson ou du fromage (type tome, comté, gruyère) qui vous apporteront aussi des protéines.

Les plats cuisinés ont, eux aussi, des équivalences, en fonction des ingrédients qui les composent. Par exemple : une part de tarte aux pommes est équivalente à une part de pain (40 g) + une part de corps gras (10 g de beurre ou 5 g d'huile) + un fruit. Une part de pizza au jambon est équivalente à une part de pain + une part de corps gras + une part de fromage + une demi-part de viande.

Pour être équilibrés, les repas du midi et du soir doivent être composés de cinq éléments. Pour les mémoriser, pensez aux cinq doigts de la main :

1. Une viande ou un équivalent
pour l'apport de protéines

2. Un féculent ou du pain
pour l'apport en sucres lents

3. Un laitage pour l'apport en calcium

4. Un végétal cuit (légume ou fruit)
pour l'apport en fibres et en minéraux

5. Un végétal cru (légume ou fruit)
pour l'apport en vitamine C

Sans oublier un corps gras cru et de l'eau.

Trop de graisses (lipides) ou trop de sucres (glucides) au cours d'un même repas nuisent à la ligne et à la santé. C'est à vous de choisir vos aliments en fonction de vos goûts, bien sûr, mais aussi en fonction de leurs apports.

Exemple de repas déséquilibré :

charcuterie/beurre	lipides + lipides
steak/frites	protéines + glucides lents + lipides
camembert	protéines + lipides
tarte aux pommes	glucides lents + lipides

Ce menu comporte trop de lipides et de glucides, pas de fibres ni de vitamine C.

Exemple de repas équilibré :

crudités vinaigrette	vitamine C + fibres + lipides
steak/frites	protéines + glucides lents + lipides
yaourt nature	protéines + calcium
sorbet aux fruits ou fruit cru ou cuit	vitamine C

Traquez les calories cachées

« Craquer » pour une barre de chocolat ou une rondelle de saucisson est un vrai plaisir pour les amateurs. Mais l'huile ou le beurre dont on inonde presque machinalement la sauteuse pour faire revenir des pommes de terre, par exemple, apportent des calories qui pèsent lourd dans la balance, et n'ont aucun intérêt nutritionnel. Elles pourraient être évitées sans porter atteinte à la qualité gustative des aliments. Les salades, les crudités sont excellentes pour la santé et la ligne… à condition de ne pas les arroser copieusement d'une sauce riche en huile…

L'exemple de ce monsieur un peu rond reçu en consultation est à méditer : il mettait deux sucres dans son café, mais il prenait dix cafés par jour ! Soit, à 20 calories le morceau de sucre, 400 calories, qui passaient inaperçues. Un édulcorant de synthèse lui a permis d'éliminer rapidement quelques kilos superflus.

Faites un examen critique de votre alimentation sans culpabiliser : cela vous permettra de déceler les calories inutiles que vous prenez sans vraiment vous en apercevoir. Cette prise de conscience peut vous permettre de perdre un peu de poids sans effort. La suppression du sucre ajouté aux boissons chaudes, les corps gras utilisés pour la cuisson, les assaisonnements un peu trop généreux (sauces, crème, beurre, huile pour les salades) suffisent pour perdre du poids.

Voici quelques conseils tout simples à suivre :

- Pour la préparation des aliments, utilisez du matériel anti-adhésif qui dispense d'huile, de margarine, de beurre… N'oubliez pas que les viandes contiennent naturellement des graisses qui leur permettent de dorer sans ajout de matières grasses. Usez d'épices, de condiments, d'herbes aromatiques fraîches ou surgelées, qui donnent beaucoup de saveur et n'apportent pas de calories. N'oubliez pas les fonds de viande, de poisson ou de crustacé pour lier les sauces.
- Pour vos boissons chaudes et vos desserts, oubliez le sucre et adoptez un édulcorant de synthèse.
- Pour l'assaisonnement de vos salades : une cuillerée à soupe d'huile est un maximum. Pour certaines crudités, comme le concombre, par

exemple, préparez une sauce à base de yaourt nature ou de fromage blanc à 20 % et d'herbes aromatiques (persil, ciboulette, menthe...).

Privilégiez le petit déjeuner

Un petit déjeuner copieux permet d'être plus performant le matin et d'éviter le fameux coup de pompe de 11 heures que l'on combat le plus souvent avec des viennoiseries ou des barres chocolatées (sucres + graisses).
Il doit compenser les pertes en énergie, eau, vitamines et minéraux de la nuit. Chacun a ses préférences, mais sachez qu'il doit se composer au minimum :

- d'un produit laitier pour l'apport de calcium : lait ou yaourt
- d'un féculent ou sucre lent pour l'énergie : pain ou céréales
- d'une boisson, chaude ou froide, pour réhydrater l'organisme

et éventuellement :

- d'un corps gras cru pour les vitamines A, D, E, K : beurre ou beurre allégé (il contient autant de vitamines)

- d'un fruit cru ou d'un jus de fruits, pour les fibres et la vitamine C qui joue un rôle de starter le matin.

Le petit déjeuner s'inscrit dans l'équilibre alimentaire de la journée ; ainsi, si vous êtes un adepte du breakfast à l'anglaise avec jambon, œufs coque et fromage, il faut en tenir compte pour les autres repas.

Voici quelques idées de petits déjeuners, à choisir selon votre appétit, le temps que vous pouvez y consacrer, et vos habitudes :

- Café au lait demi-écrémé - pain beurré - jus d'orange frais ou 100 % pur jus sans sucre ajouté.
- Thé - yaourt nature au lait entier pour les enfants ou les ados, ou si vous ne prenez pas de beurre - jus de fruits frais ou 100 % pur jus sans sucre ajouté - céréales sans sucre ou pain au lait.

Vous ne pouvez rien prendre le matin ? Essayez de changer vos habitudes en douceur.

- Prenez une tasse de thé ou de café au réveil, préparez-vous, puis prenez ensuite un vrai petit déjeuner. Introduisez progressivement pain ou céréales, des protéines sous forme de jambon, d'œuf, de fromage, et éventuellement un jus de fruits.

- Mettez le couvert du petit déjeuner et sortez le beurre du réfrigérateur la veille, ou utilisez du beurre allégé facile à tartiner.

Faites-vous aider

Un léger embonpoint peut se gérer facilement grâce à quelques conseils. Mais une surcharge pondérale importante et ancienne nécessite l'encadrement de professionnels. N'hésitez pas à consulter un médecin ou un diététicien qui vous accompagneront dans votre parcours minceur.

Soyez gourmet

La perspective d'un régime jambon-salade ou steack-haricots verts vous désespère ? Vous aimez la bonne chère, ses goûts, ses couleurs, ses parfums ? Tant mieux.
Stress et monotonie sont les ennemis de la ligne. Pour mincir en bonne forme, il faut adopter un

programme minceur pendant plusieurs semaines, voire plusieurs mois pour ceux dont l'embonpoint est bien installé. Des privations trop sévères conduisent à la déprime ou à l'abandon du régime. Faites-vous plaisir, variez vos menus, cuisinez de bons petits plats. C'est ainsi que vous aurez la ligne, et la bonne humeur en prime.

Nous avons conçu pour vous quatre semaines de menus minceur été, quatre semaines de menus minceur hiver, et plus de cent cinquante recettes d'entrées, de poissons, de viandes, de volailles, de légumes, de sauces et de desserts. Ces recettes, appréciées par votre famille et vos amis, ne vous obligeront pas à concevoir et à préparer deux menus. Elles sont faciles à réaliser à partir de produits frais ou de produits surgelés sans matières grasses ajoutées.

Vos menus minceur

La forme et la ligne passent par la variété… mais on est parfois à court d'imagination. Ces quatre semaines de menus minceur été, et ces quatre semaines de menus minceur hiver, que vous pouvez adapter, en fonction de vos goûts, de la restriction calorique que vous avez programmée, et de la répartition des groupes d'aliments dans la journée sont une mine d'idées et vous permettront d'avoir une alimentation équilibrée. La barre / vous indique le choix entre deux plats. Les plats entre parenthèses sont facultatifs, selon vos goûts. **Exemples :** si vous préférez prendre du pain, vous ne prendrez pas un plat de féculents, mais un plat de légumes verts. Si votre colon ne supporte pas le chou, vous choisirez un autre légume.

Établissez vos menus à l'avance : vous gagnerez du temps au supermarché et à la maison, et vous n'achèterez que ce dont vous avez besoin.

Dans le cadre d'un régime minceur, les portions quotidiennes recommandées sont les suivantes :

– crudités : à volonté, avec une cuillerée à soupe d'huile au maximum en assaisonnement
– viandes et poissons : 130 à 150 g
– œufs : 2
– féculents : 100 à 150 g cuits (trois ou quatre cuillerées à soupe), soit 30 g crus
– légumes cuits : à volonté s'ils sont cuits à la vapeur ou à l'eau, 150 g s'ils sont sautés ou préparés en gratin
– fromages à 45 % mg : 30 à 40 g
– laitage demi-écrémé sans sucre : 1
– fruits : 2.

Menus étés

m i d i

Lundi	Poireaux en vinaigrette • Bœuf aux carottes • Gratin dauphinoi (Céleris persillés/carottes) • Cantal/Sylphide Melon
Mardi	Endives en salade • Pintade à l'orange • Gnocchis de semoule (Flan de cœurs d'artichauts/courgettes) Fromage blanc nature 20 % mg • Fraises
Mercredi	Carottes râpées au citron • Rôti de veau aux oignons Raviolis au basilic/purée • (Pain d'aubergines) • Demi-sel Abricots
Jeudi	Tomates au basilic • Bœuf à l'haïtienne • Polenta au four (Courgettes gratinées) • Hollande/petit-suisse 20 % mg Pastèque
Vendredi	Betteraves et champignons en salade • Colin sauce mousseline légère • Riz safrané • (Purée de brocolis/carottes) Fromage blanc aux fruits 0 % mg sans sucre • Kiwis
Samedi	Cœurs de palmier • Poulet rôti Petits pois aux laitues/semoule • (Endives braisées au jus) Tome des Pyrénées/Sylphide • Demi-pamplemousse
Dimanche	Citrons farcis • Sauté de veau printanière • Tagliatelles au beurr (Soufflé de carottes au gruyère) • Vache qui rit allégée Entremet à la vanille et au coulis de framboises sans sucre

soir

otage de légumes • Hachis parmentier de chou-fleur/steak haché Endives étuvées • (Pâtes aux légumes) Petit-suisse 20 % mg • Pomme jaune	Lundi
Soupe de poissons/potage de légumes • Truite aux aromates Tomates provençales/haricots verts • (Riz aux poivrons) Fromage frais/Vache qui rit allégée • Fruits au naturel sans sucre	Mardi
Potage de légumes • Rôti de porc au jus léger Épinards braisé au jus sans mg • (Lentilles au jus/pâtes) Yaourt aux fruits 0 % mg sans sucre • Poire	Mecredi
Potage de légumes • Rôti de dindonneau à la verveine Haricots verts braisés au jus • (Semoule au beurre) Sylphide • Compote de fruits frais sans sucre	Jeudi
Soupe de poissons/potage de légumes • Flan au jambon et coulis de tomates/jambon et blettes persillées Haricots beurre (Coquillettes au beurre) • Camembert/demi-sel • Pomme rouge	Vendredi
Potage de légumes • Cervelle pochée sauce citron/steak haché Mélange forestier/courgettes • (Purée) Entremet au café sans sucre • Abricots	Samedi
Potage de légumes • Tranches d'agneau aux herbes Ratatouille/haricots verts • (Riz au beurre) Yaourt nature • Poire	Dimanche

Menus étés

midi

Lundi	Chou vert et rouge en salade • Filet de perche sauce citron Pomme vapeur • (Fenouil étuvé/endives) Fromage frais/demi-sel • Pastèque
Mardi	Céleri rémoulade • Sauté de lapin à la provençale Gnocchis • (Haricots verts) Gruyère/Vache qui rit allégée • Fraises
Mercredi	Concombre sauce au yaourt et fines herbes Foie de veau à la crème d'oignons/steak haché et purée (Carottes Vichy) • Tomme de Savoie/Sylphide • Abricots
Jeudi	Radis • Caille rôtie au genièvre Raviolis au basilic/pâtes • (Mélange forestier/haricots verts) Vache qui rit allégée • Ananas
Vendredi	Haricots beurre en salade • Saumonette sauce hollandaise Riz créole • (Courgettes gratinées) Yaourt aux fruits 0 % mg sans sucre • Demi-pamplemousse
Samedi	Champignons en salade • Sauté de dindonneau à l'indienne Panisses • (Blettes au jus/endives) Sylphide • Melon
Dimanche	Tomates farcies au thon • Gigot d'agneau Flageolets au jus/riz • (Purée de céleri/courgettes) Yaourt nature • Mousse au citron sans sucre

s o i r

Potage de légumes • Rôti de porc au four Cœurs d'artichauts et champignons en ragoût/courgettes (Lentilles au jus/pâtes) • Sylphide • Pomme au four	Lundi
Potage de légumes • Ramequin au fromage/jambon Épinards à la crème • (Pâtes aux légumes) Fromage blanc aux fruits 0 % mg sans sucre • Pêche	Mardi
Potage de légumes • Coquille de poissons Endives persillées • (Riz safrané) Petit-suisse 20 % mg • Compote de fruits frais sans sucre	Mecredi
Potage de légumes • Entrecôte Tomates à la provençale/carottes • (Pommes de terre boulangères) Entremet vanille sans sucre • Pomme rouge	Jeudi
Soupe de poissons/potage de légumes • Gâteau d'aubergines sauce tomate/steak haché et aubergines à la provençale (Semoule au beurre) • Demi-sel • Poire	Vendredi
Potage de légumes • Rôti de veau au four Ratatouille/haricots verts • (Petits pois aux laitues/pomme vapeur) Fromage blanc nature 20 % mg • Fruits au naturel sans sucre	Samedi
Potage de légumes • Poulet rôti Fondue de poireaux aux oignons/carottes • (Gratin dauphinois) Vache qui rit allégée • Kiwis	Dimanche

Menus étés

midi

Lundi	Betteraves mimosa • Bœuf aux carottes • Tagliatelles (Salsifis étuvés/endives) • Cantal/demi-sel Ananas
Mardi	Poireaux en vinaigrette • Pintade à la fondue de légumes Polenta au four • (Blettes persillées/haricots beurre) Fromage blanc aux fruits 0 % mg sans sucre • Abricots
Mercredi	Tomates en salade • Rosbif au four Raviolis au basilic/pâtes • (Haricots verts braisés aux oignons) Demi-sel • Pastèque
Jeudi	Cœurs de palmier vinaigrette • Sauté de veau aux courgettes Gnocchis de semoule • (Brocolis étuvés/endives) Vache qui rit allégée • Kiwis
Vendredi	Carottes râpées au citron • Filets de rascasse sauce crème de poireaux • Riz safrané • (Fenouil étuvé/haricots verts) Hollande/petit-suisse 20 % mg • Melon
Samedi	Endives en salade • Poulet rôti Petits pois aux laitues/purée • (Pain d'aubergines/carottes) Camembert/Vache qui rit allégée • Fraises
Dimanche	Surimi sur salade verte • Noix de bœuf aux tomates Gratin dauphinois • (Courgettes gratinées) Demi-sel • Flan aux pommes sans sucre

soir

Potage de légumes • Moussaka de courgettes sauce tomate/steak haché • Courgettes provençales • (Riz au beurre) Petit-suisse 20 % mg • Pomme jaune	Lundi
Soupe de poissons/potage de légumes • Brochette de poissons au four • Artichauts et champignons en ragoût/courgettes (Pommes de terre à la pêcheur) • Chanteneige/ Sylphide • Fruits au naturel sans sucre	Mardi
Potage de légumes • Rôti de porc au jus léger Carottes Vichy • (Lentilles au jus/riz au beurre) Yaourt nature • Poire	Mecredi
Potage de légumes • Escalopes gratinées Ratatouille/courgettes • (Pommes de terre à l'anglaise) Fromage blanc 20 % mg • Compote normande sans sucre	Jeudi
Soupe de poissons/potage de légumes Œufs durs à la florentine/jambon Épinards à la crème • (Coquillettes au beurre) • Sylphide • Ananas	Vendredi
Potage de légumes • Langue sauce gribiche/steak haché Céleris persillés/haricots beurre • (Riz aux champignons) Entremet praliné sans sucre • Pastèque	Samedi
Potage de légumes • Rôti de veau au jus léger Mélange forestier/endives • (Semoule au beurre) Yaourt aux fruits 0 % mg sans sucre • Abricots	Dimanche

midi

Lundi	Radis • Calamars à la provençale Riz créole • (Blettes persillées/carottes) Gruyère/fromage blanc nature 20 % mg • Demi-pamplemousse
Mardi	Céleri rémoulade • Lapin en gibelotte Panisses • (Endives étuvées) Chanteneige/petit-suisse 20 % mg • Pêche
Mercredi	Concombre au fromage blanc • Steak haché à l'échalote Purée • (Haricots verts) Yaourt aux fruits 0 % mg sans sucre • Melon
Jeudi	Betterave • Poulet rôti Raviolis aux légumes/pâtes • (Pain d'aubergines) Saint-Paulin/demi-sel • Cerises
Vendredi	Surimi sur salade verte • Truites aux aromates Pomme vapeur • (Céleris gratinés/carottes) Camembert/Sylphide • Pastèque
Samedi	Haricots beurre en salade • Bœuf aux poireaux Gnocchis • (Purée de brocolis/endives) Fromage blanc nature 20 % mg • Abricots
Dimanche	Cœurs de palmier • Gigot d'agneau Flageolets au jus/pâtes • (Mélange forestier/haricots verts) Demi-sel • Flan aux oranges sans sucre

s o i r

Potage de légumes • Rôti de porc à la sauge Ratatouille/courgettes • (Lentilles au jus/pâtes) Sylphide • Pomme au four	**Lundi**
Potage de légumes • Œufs durs sauce aurore/jambon Carottes Vichy • (Pâtes aux légumes) Vache qui rit allégée • Poire	**Mardi**
Potage de légumes • Coquille de poissons Épinards à la crème • (Riz pilaf) Entremet chocolat sans sucre • Compote de fruits frais sans sucre	**Mecredi**
Potage de légumes • Entrecôte Cœur d'artichaut et champignons en ragoût • (Haricots beurre) Fromage blanc aux fruits 0 % mg sans sucre • Kiwis	**Jeudi**
Soupe de poissons/potage de légumes Tomates et courgettes farcies • (Semoule) Petit-suisse 20 % mg • Brugnon	**Vendredi**
Potage de légumes • Rôti de veau Fenouil étuvé/carottes • (Riz aux champignons) Cantal/Vache qui rit allégée • Fruits au naturel sans sucre	**Samedi**
Potage de légumes • Rôti de veau Tomates provençales/courgettes • (Pommes de terre boulangères) Yaourt nature • Pomme jaune	**Dimanche**

Menus hivers

m i d i

Lundi	Betterave mimosa • Sauté de dinde aux champignons Riz pilaf • (Blettes persillées/carottes) Demi-sel • Poire
Mardi	Tomates au basilic • Pintadeau paysanne Raviolis aux légumes/pommes vapeur • (Macédoine fraîche/ haricots beurre) • Yaourt aux fruits 0 % mg • Demi-pamplemousse
Mercredi	Cœurs de palmier en salade • Entrecôte aux herbes Gratin dauphinois • (Haricots verts braisés aux oignons) Camembert/petit-suisse 20 % mg • Raisin blanc
Jeudi	Radis ronds et salade verte • Rôti de dindonneau au four Spaghetti au beurre • (Flan de cœurs d'artichauts/courgettes) Fromage blanc 20 % mg • Melon d'hiver
Vendredi	Carottes râpées au citron • Tranche de colin en bourride Pomme vapeur • (Fenouil safrané/haricots verts) Tome des Pyrénées/Sylphide • Kiwis
Samedi	Choux rouge et blanc râpés • Pintade à l'orange Purée • (Flan de courgettes) Cantal/demi-sel • Ananas
Dimanche	Salade d'endives aux dés de gruyère • Daube provençale Tagliatelles • (Carottes braisées aux oignons) Vache qui rit allégée • Gâteau de pommes et coulis de framboises

soir

Potage de légumes • Endives roulées au jambon et béchamel légère/jambon et endives étuvées • (Pâtes aux légumes) Petit-suisse 20 % mg • Pomme jaune	Lundi
Potage de légumes • Truite aux aromates Céleris persillés/courgettes • (Riz safrané) Saint-Paulin/Sylphide • Fruits au naturel sans sucre	Mardi
Potage de légumes • Rôti de porc au jus sans mg Gratin de courge • (Lentilles au jus sans mg/riz au beurre) Vache qui rit allégée • Poire	Mecredi
Potage de légumes • Poulet rôti Ratatouille/endives • (Petits pois aux laitues/semoule) Demi-sel • Compote de fruits frais sans sucre	Jeudi
Soupe de poissons/potage de légumes Œufs durs florentine/jambon et épinards à la crème (Coquillettes au beurre) • Yaourt nature • Raisin noir	Vendredi
Potage de légumes • Langue de veau ménagère/steak haché Mélange forestier/haricots beurre (Semoule au beurre) • Entremet au café sans sucre • Pomme rouge	Samedi
Potage de légumes • Tranches d'agneau grillées Poireaux à l'étuvée aux tomates/endives • (Riz aux poivrons) Fromage blanc aux fruits 0 % mg sans sucre • Poire aux épices	Dimanche

Menus hivers

midi

Lundi	Artichaut • Filet de perche en duxelle de champignons Pomme vapeur • (Haricots verts) Gruyère/Sylphide • Demi-pamplemousse
Mardi	Céleri rémoulade • Lapin à la moutarde Gnocchis au four • (Brocolis étuvés/courgettes) Yaourt aux fruits 0 % mg sans sucre • Raisin blanc
Mercredi	Concombre sauce yaourt et fines herbes • Steak haché à l'échalote Purée Crécy • (Cœurs d'artichauts et champignons en ragoût/carottes) • Camembert/petit-suisse 20 % mg • Orange
Jeudi	Champignons à la grecque • Cailles au genièvre Raviolis au basilic/pâtes • (Gratin de courgettes) Yaourt nature • Ananas
Vendredi	Surimi sur salade verte • Calamars à la provençale Riz créole • (Céleris persillés/endives) Hollande/demi-sel • Poire
Samedi	Endives en salade • Bœuf aux poireaux Polenta • (Carottes Vichy) Saint-Paulin/Vache qui rit allégée • Orange
Dimanche	Citrons farcis • Gigot d'agneau • Flageolets au jus/pâtes (Mélange forestier/haricots verts) • Fromage blanc 20 % mg Flan aux oranges sans sucre

s o i r

Lundi	Potage de légumes • Rôti de porc au lait Gratin de courge • (Lentilles au jus sans mg/pâtes) Demi-sel • Compote à la normande sans sucre
Mardi	Potage de légumes • Ramequin au fromage/jambon Endives persillées • (Pâtes aux légumes) Vache qui rit allégée • Kiwis
Mecredi	Potage de légumes • Coquille de poissons Fenouil persillé/haricots verts • (Riz aux poivrons) Sylphide • Poire cuite
Jeudi	Potage de légumes • Rosbif Épinards à la crème • (Gratin dauphinois) Entremet au chocolat sans sucre • Clémentine
Vendredi	Soupe de poissons/potage de légumes • Hachis parmentier de chou-fleur/steak haché haricots beurre (Pâtes aux oignons) • Fromage blanc aux fruits 0 % mg Pomme rouge
Samedi	Potage de légumes • Rôti de veau • Blettes à la béchamel légère/ courgettes • (Petits pois aux laitues/riz) Petit-suisse 20 % mg • Fruit au naturel sans sucre
Dimanche	Potage de légumes • Poulet rôti • Ratatouille/endives (Pommes de terre boulangères) Sylphide • Clémentine

Menus hivers

m i d i

Lundi	Betteraves mimosa • Blanquette de dindonneau Riz créole • (Courgettes gratinées) Demi-sel • Kiwis
Mardi	Cœurs de palmiers • Cailles à la normande Purée • (Haricots verts braisés aux oignons) Tome des Pyrénées/petit-suisse 20 % mg • Ananas
Mercredi	Carottes râpées au citron • Rôti de veau au four • Raviolis au basilic/pâtes • (Cœurs d'artichauts et champignons enragoût /courgettes) • Fromage blanc aux fruits 0 % mg • Clémentine
Jeudi	Choux rouge et blanc râpés • Noix de bœuf aux tomates Polenta au four • (Endives étuvées) Petit-suisse 20 % mg • Melon
Vendredi	Champignons crus en salade • Aïoli Pomme vapeur • (Carottes/chou-fleur/haricots verts) Cantal/Vache qui rit allégée • Raisin noir
Samedi	Radis ronds et salade verte • Poulet rôti au four Petits pois aux laitues/pâtes • (Ratatouille/haricots beurre) Camembert/demi-sel • Orange
Dimanche	Tomates mozzarella et basilic • Sauté de veau rouennaise Tagliatelles • (Carottes braisées aux oignons) Sylphide • Mousse aux framboises sans sucre

soir

'otage de légumes • Choux verts farcis sauce tomate/steak haché et carottes au jus sans mg • (Coquillettes au beurre) Yaourt nature • Poire	Lundi
Soupe de poissons/potage de légumes • Brochettes de poissons au four • Fenouil persillé/endives • (Riz safrané) Vache qui rit allégée • Fruit nature sans sucre	Mardi
Potage de légumes • Rôti de porc au jus léger sans mg Gratin de courge • (Lentilles au jus sans mg/purée) Chanteneige/Sylphide • Pomme jaune	Mecredi
Potage de légumes • Escalopes gratinées Fondue de poireaux aux oignons/haricots verts • (Pâtes aux légumes) • Demi-sel • Compote de fruits frais sans sucre	Jeudi
Soupe de poissons/potage de légumes • Œufs durs florentine/ jambon épinards à la crème • (Riz aux poivrons) Fromage blanc 20 % mg • Poire	Vendredi
Potage de légumes • Cervelle pochée sauce citron/steak haché Céleris persillés/courgettes • (Gnocchis de semoule) Entremet au praliné sans sucre • Pomme rouge	Samedi
Potage de légumes • Tranches d'agneau grillées aux herbes Mélange forestier/endives • (Semoule au beurre) Yaourt aux fruits 0 % mg sans sucre • Poires aux épices	Dimanche

Menus hivers

midi

Lundi	Concombre sauce yaourt et fines herbes • Filet de cabillaud à la moutarde • Riz créole • (Courgettes gratinées) Petit-suisse 20 % mg • Melon
Mardi	Cœurs de palmier et salade verte • Lapin au chou vert Purée • (Chou vert braisé au jus sans mg/endives) Chanteneige/Sylphide • Clémentine
Mercredi	Champignons crus et tomates • Foie de veau aux oignons/ steak hachéRaviolis au basilic/semoule • (Flan de courge) • Demi-sel • Ananas
Jeudi	Betteraves mimosa • Fricassée de dinde aux champignons Polenta • (Céleris étuvés/haricots beurre) Camembert/Vache qui rit allégée • Kiwis
Vendredi	Carottes râpées au citron • Filet de sole sauce crème de poireaux Riz créole • (Fenouil safrané/haricots verts) Yaourt nature • Orange
Samedi	Surimi sur salade verte • Pot-au-feu moutarde Pomme vapeur • (Carottes/navets/poireaux) Hollande/petit-suisse 20 % mg • Clémentine
Dimanche	Endives aux dés de gruyère • Gigot d'agneau aux herbes Flageolets au jus/purée • (Haricots verts braisés aux oignons) Demi-sel • Entremet vanille au coulis d'abricots sans sucre

soir

Potage de légumes • Rôti de porc au four sans mg • Poireaux à l'étuvée aux tomates/haricots verts • (Lentilles au jus sans mg/pâtes au beurre) • Vache qui rit allégée Compote normande sans sucre	Lundi
Potage de légumes • Ramequin au fromage/jambon Blettes persillées/carottes • (Pâtes aux légumes) Fromage blanc 20 % mg • Pomme jaune	Mardi
Potage de légumes • Truite aux aromates Épinards à la crème • (Riz safrané) Yaourt aux fruits 0 % mg • Poire au four	Mecredi
Potage de légumes • Rosbif au jus léger Endives persillées/courgettes provençales • (Semoule au beurre) Entremet à la vanille sans sucre • Pomme rouge	Jeudi
Soupe de poissons/potage de légumes • Moussaka de courgettes sauce tomate/steak haché courgettes provençales (Coquillettes au beurre) • Sylphide • Poire	Vendredi
Potage de légumes • Rôti de veau au four Mélange forestier/endives • (Gnocchis de semoule) Vache qui rit allégée • Fruits au naturel sans sucre	Samedi
Potage de légumes • Poulet rôti Ratatouille/carottes • (Spaghetti au beurre) Fromage blanc aux fruits 0 % mg sans sucre • Ananas	Dimanche

Vos recettes minceur

La minceur n'exclut pas la gourmandise : on peut très bien prendre soin de sa ligne sans renoncer aux bons petits plats. La vie familiale et conviviale ne l'interdit pas non plus : on peut régaler mari, enfants, amis avec des plats traditionnels façon « basses calories ».

Vous trouverez dans les pages qui suivent 150 recettes pour vos repas au quotidien et vos dîners de réception : entrées, légumes, œufs, volailles, viandes, poissons. Les adeptes du sucré se régaleront avec de délicieux desserts, et les inconditionnels des sauces trouveront leur bonheur pour accompagner viandes et poissons grillés, salades et légumes vapeur.

Tous ces plats peuvent être préparés avec des produits frais ou surgelés. Pour certains plats en sauce, nous vous recommandons, afin de gagner du temps, de préparer le double des portions dont vous avez besoin : vous congèlerez celles que vous ne consommez pas immédiatement.

Vous remarquerez l'usage généralisé des ustensiles à revêtement anti-adhésif qui permet d'oublier les matières grasses utilisées d'habitude pour la cuisson : voilà une belle économie de calories !

La majorité de ces recettes est simple et ne demande pas une longue préparation. Pour guider vos choix, nous avons noté pour chaque recette le temps de réalisation ; les temps de cuisson sont précisés dans le texte de chacune d'elles.

Le niveau de difficulté est indiqué par une icône :

 trés simple à réaliser

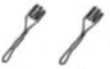 facile

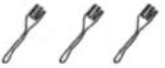 élaboré

Et maintenant bon appétit !

ASPIC DE LÉGUMES AU COULIS DE TOMATES FRAÎCHES

6 personnes
- 3 blancs de poireaux
- 400 g de carottes
- 150 g de navets
- 3 c. à soupe de cerfeuil haché
- 6 feuilles de gélatine
- Sel et poivre

Coulis de tomates :
- 3 belles tomates
- 1 échalote
- 1 c. à soupe de cerfeuil haché
- Sel et poivre

Réalisation **20 mn**

Pelez les carottes et les navets. Découpez-les en petits morceaux. Lavez les poireaux et émincez-les en morceaux de 1 cm de longueur. Dans une casserole, versez 1,5 l d'eau salée. Portez à ébullition et ajoutez les légumes. Faites cuire pendant 20 minutes. À la fin de la cuisson, égouttez les légumes et récupérez le jus de cuisson. Conservez-en 0,5 l. Ajoutez la gélatine préalablement ramollie dans de l'eau froide. Dans de petits moules individuels, versez un peu de ce mélange et faites prendre au réfrigérateur. Ajoutez ensuite les légumes par couches successives (un poireau, deux carottes, quatre navets coupés en dés) avec le cerfeuil haché. Versez le reste de bouillon contenant la gélatine sur les légumes. Laissez prendre 12 heures au réfrigérateur.

Coulis : Dans la cuve d'un mixeur, mettez les ingrédients précédemment indiqués. Mixez et faites cuire 15 minutes environ. Laissez refroidir. Servez les aspics démoulés sur des assiettes individuelles et entourés de coulis.

CITRONS FARCIS

Réalisation **15 mn**

Coupez les citrons en deux dans le sens de la longueur après les avoir soigneusement lavés. Évidez-les au-dessus d'un saladier afin de récupérer le jus et une partie de la chair. Égouttez le thon, écrasez-le dans une assiette, puis mélangez-le avec le fromage blanc et les câpres. Salez, poivrez, ajoutez une branche d'estragon ciselé puis le jus de citron avec la chair. Rectifiez l'assaisonnement si nécessaire. Répartissez cette farce dans les demi-citrons évidés. Décorez avec de l'estragon. Servez bien frais.

6 personnes

- 6 citrons
- 300 g de fromage blanc à 20 %
- 1 petite boîte de thon au naturel
- 1 c. à soupe de câpres
- Quelques branches d'estragon
- Sel et poivre

COCKTAIL DE PAMPLEMOUSSE AUX CREVETTES

Réalisation **10 mn**

Videz les demi-pamplemousse en réservant la pulpe. Mélangez-la aux crevettes épluchées.

Dans un saladier, préparez la sauce à laquelle vous ajouterez le mélange précédent. Servez frais.

2 personnes

- 1 pamplemousse
- 60 crevettes
- Sauce gribiche (voir recette)

CONCOMBRE AUX CREVETTES

4 personnes

- 2 concombres
- 2 yaourts
- 300 g de crevettes cuites décortiquées
- 1 c. à soupe de moutarde
- 2 branches d'estragon
- Gros sel

Réalisation **10 mn**

Lavez les concombres, coupez les bouts, puis découpez-les en six morceaux chacun. À l'aide d'un petit couteau pointu, ôtez les graines du centre. Salez l'intérieur et laissez dégorger pendant 1 heure. Dans un bol, mélangez le yaourt avec la moutarde et une cuillerée à soupe d'estragon haché. Incorporez les crevettes à la sauce en prenant soin d'en réserver quelques-unes pour la décoration. Rincez les morceaux de concombre et égouttez-les. Remplissez l'intérieur avec la préparation. Décorez avec quelques feuilles d'estragon et les crevettes réservées. Servez bien frais.

♦ **Notre suggestion :** Vous pouvez remplacer les crevettes par du thon au naturel.

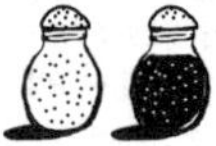

FONDS D'ARTICHAUTS AUX CREVETTES

Réalisation **10 mn**

Mettez les crevettes à mariner dans le citron avec le sel et le poivre. Passez un fond à la Moulinette, ajoutez 2/3 du bol de mayonnaise, répartissez dans les quatre fonds restants. Égouttez les crevettes, disposez-les sur la purée. Ajoutez les fines herbes à la mayonnaise restante. Recouvrez-en les crevettes. Décorez le dessus avec une crevette bouquet.

4 personnes

- 5 fonds d'artichauts
- 200 g de crevettes décortiquées
- 4 crevettes bouquet
- 1 citron
- 2 brins de ciboulette
- Persil, cerfeuil
- Un bol de mayonnaise à l'huile de paraffine
- Sel et poivre

GÂTEAU AUX QUATRE LÉGUMES

Réalisation **20 mn**

Après avoir bien épluché et lavé les légumes, faites-les cuire dans le bouillon pendant 10 minutes. Au terme de la cuisson, découpez-les en morceaux de 1 cm de longueur. Faites ramollir la gélatine 5 minutes, puis laissez-la dissoudre dans 400 ml de bouillon. Dans un moule à cake, disposez les légumes par couches successives. Versez le bouillon. Laissez prendre 12 heures au réfrigérateur.

4 personnes

- 100 g de carottes
- 100 g de blancs de poireau
- 100 g de navets ou de choux
- 100 g de haricots verts
- 1 litre de bouillon bien parfumé
- 6 feuilles de gélatine
- Persil
- Sel et poivre

GÂTEAU DE CONCOMBRE ET TOMATES AU COULIS DE CONCOMBRE

4 personnes

- 500 g de fromage blanc à 0 % mg
- 4 feuilles de gélatine
- 400 g de concombres
- 1/2 concombre pour le coulis
- 200 g de tomates
- 2 c. à café de moutarde épicée
- 30 feuilles de menthe fraîche
- Sel et poivre

Réalisation **15 mn**

Ce plat est à préparer la veille. Faites dégorger le concombre épluché, les tomates coupées en dés durant 1 heure. Dans un saladier, mettez le fromage blanc, le sel, le poivre, 10 feuilles de menthe hachée. Faites tremper la gélatine 5 minutes dans l'eau froide. Faites chauffer 200 ml d'eau, laissez dissoudre la gélatine. Incorporez-la ensuite au mélange. Rincez, égouttez les légumes et ajoutez-les au fromage blanc. Mettez le tout dans un moule à cake ou à baba. Laissez prendre quelques heures. Au moment de servir, préparez le coulis en mixant les feuilles de menthe restantes et le demi-concombre avec du sel et du poivre.

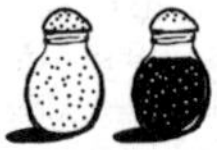

LÉGUMES À LA GRECQUE

Réalisation **10 mn**

Émincez et coupez les légumes en rondelles ou en dés. Faites un court-bouillon avec de l'eau, le bouquet garni et l'assaisonnement. Laissez-le mijoter 30 minutes.
Plongez-y ensuite les légumes et surveillez le point de cuisson. Avant de retirer du feu, ajoutez la sauce tomate. Ajoutez le jus de citron quand le mélange est froid. Servez frais.

4 personnes

- 600 g. de légumes : Carottes, petits oignons, petites courgettes, bouquets de choux-fleurs, champignons de Paris
- 1 c. à café de jus de citron
- 1 c. à café de sauce tomate
- Bouquet garni, coriandre
- Sel et poivre

LÉGUMES À LA PROVENÇALE

Réalisation **10 mn**

Tapissez de rondelles d'oignons un plat allant au four, puis disposez en couches successives les courgettes et les aubergines coupées en tranches fines. Assaisonnez. Terminez par une couche de rondelles de tomate. Saupoudrez de marjolaine et d'ail haché. Couvrez le plat d'une feuille d'aluminium et faites cuire 30 minutes à four moyen.

4 personnes

- 3 courgettes
- 3 aubergines
- 3 oignons
- 1 tomate
- Marjolaine, ail
- Sel et poivre

MOUSSE AU JAMBON

4 personnes

- 320 g de jambon
- 300 g de fromage blanc à 0 % mg
- 4 blancs d'œufs
- 5 demi-feuilles de gélatine
- 20 ml de madère ou porto
- Persil haché
- Sel et poivre

Réalisation **15 mn**

Dans la cuve du robot, disposez le jambon, le fromage blanc, le sel, le poivre, le persil. Mixez jusqu'à obtention d'un mélange homogène. Par ailleurs, montez les blancs en neige bien ferme. Incorporez-les au mélange précédent. Portez le vin à ébullition pendant quelques minutes. Pendant ce temps, faites tremper la gélatine dans de l'eau froide, puis faites-la dissoudre dans le liquide chaud. Ajoutez porto ou madère selon votre goût et mélangez délicatement à la préparation. Versez ensuite la totalité de la mousse dans un moule à charlotte. Laissez prendre 12 heures au réfrigérateur.

MOUSSE DE BROCOLIS AU SURIMI

Réalisation **30 mn**

Si vous utilisez des bâtonnets de surimi surgelés, faites-les décongeler 24 heures au réfrigérateur ou 2 à 3 heures à température ambiante. Coupez chaque bâtonnet en deux. Rincez les brocolis. Séparez les tiges des bouquets et coupez les tiges en petits morceaux. Faites-les cuire 7 minutes à l'eau bouillante salée. Ajoutez alors les bouquets.

6 personnes

- 200 g de surimi au crabe (rouleaux de la mer)
- 500 g de brocolis
- 500 g de tomates
- 1 bouquet de cerfeuil
- 1/2 bouquet d'estragon
- 4 grandes feuilles de gélatine
- 20 cl de crème liquide allégée à 15 % mg
- 2 gousses d'ail
- Le jus d'un citron
- Sel et poivre

Poursuivez la cuisson pendant 5 minutes. Rafraîchissez le tout sous l'eau froide, puis égouttez soigneusement. Mettez les feuilles de gélatine à ramollir dans un bol d'eau froide. Faites bouillir la crème à feu doux pendant environ 10 minutes. Elle doit réduire de moitié. Hors du feu, faites-y fondre la gélatine égouttée en fouettant. Réduisez les brocolis en purée en les passant au mixeur. Versez la gélatine et la crème dans cette purée. Mélangez bien jusqu'à ce que la préparation soit parfaitement homogène. Salez et poivrez. Passez six ramequins sous l'eau froide. Versez dans chacun 1 cm de mousse de brocolis. Ajoutez quelques bâtonnets de surimi. Recouvrez à nouveau et terminez par une couche de mousse de brocolis, lissez la surface. Faites prendre 3 heures au minimum dans le réfrigérateur.

La concassée : Ébouillantez les tomates, pelez-les et coupez-les en deux. Épépinez-les en les pressant. Coupez-les en petits dés. Mettez-les dans une terrine avec les gousses d'ail écrasées et les fines herbes ciselées. Salez, poivrez. Laissez macérer dans le jus de citron au moins 1 heure à température ambiante. Au moment de servir, démoulez les ramequins au centre de chaque assiette, entourez-les d'un cordon de concassée de tomates. Présentez le reste dans une saucière.

MOUSSE DE CONCOMBRES

4 personnes

- 400 g de concombres
- 400 g de fromage blanc à 0 % mg
- 2 blancs d'œufs
- Le jus d'un citron
- 100 ml de lait écrémé
- Ciboulette hachée
- 3 feuilles de gélatine
- Sel et poivre

Réalisation **15 mn**

Épluchez les concombres, coupez-les en dés, faites-les dégorger 15 minutes. Battez les blancs d'œufs en neige. Faites ramollir la gélatine. Amenez le lait à ébullition. Dans un saladier, mélangez le fromage blanc, les blancs en neige, le jus de citron, la ciboulette hachée, la gélatine dissoute dans le lait. Rincez le concombre à l'eau courante. Essuyez-le, incorporez-le au mélange. Goûtez et vérifiez l'assaisonnement. Versez dans un moule à charlotte et laissez 12 heures au réfrigérateur.

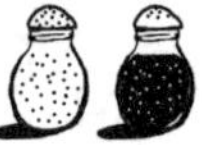

MOUSSE DE TOMATES AU COULIS DE CHAMPIGNONS FRAIS

Réalisation **30 mn**

6 personnes

- 400 g de tomates
- 400 g de fromage blanc à 0 % mg
- 2 blancs d'œufs
- 500 g de champignons de Paris
- Le jus d'un citron
- 100 ml de bouillon dégraissé (eau + Viandox)
- Persil haché, ail, oignon
- 3 feuilles de gélatine
- Thym et laurier
- Sel et poivre

Lavez les tomates, coupez-les en dés, séchez-les sur un papier absorbant. Faites ramollir les feuilles de gélatine dans l'eau froide, mettez-les dans le bouillon. Portez à ébullition. Montez les blancs en neige. Mélangez-les délicatement aux fromage blanc, jus de citron, persil, gélatine. Ajoutez les dés de tomates. Versez dans un moule à charlotte, et laissez prendre 12 heures au réfrigérateur.

Le jour de la consommation, épluchez les champignons frais. Rincez-les à l'eau vinaigrée. Coupez-les en quatre. Faites-les cuire dans une casserole à revêtement anti-adhésif avec une gousse d'ail, un oignon émincé, thym, laurier, poivre pendant 15 minutes. Mixez, laissez refroidir. Démoulez la charlotte. Versez le coulis de champignons tout autour.

AUBERGINES GRATINÉES SAUCE TOMATE

4 personnes
- 600 g d'aubergines
- 200 g de tomates
- 40 g de gruyère râpé
- Oignon, ail, persil, thym, laurier
- Gros sel
- Sel et poivre

Réalisation **20 mn**

Épluchez les aubergines et débitez-les en lamelles dans le sens de la longueur. Laissez-les dégorger quelques instants avec du gros sel. Préparez une sauce tomate : faites dorer l'oignon dans une poêle à revêtement anti-adhésif ou une cocotte en fonte, ajoutez les tomates coupées en morceaux, assaisonnez avec l'ail, le persil, le thym, le laurier, le sel et le poivre, laissez mijoter. Faites cuire les aubergines à la vapeur dans une cocotte. Salez et poivrez. Aromatisez avec de l'ail et du persil. Dans un plat à gratin, disposez une couche d'aubergines cuites, nappez avec la sauce tomate et saupoudrez de gruyère. Recommencez l'opération et terminez par une couche de gruyère. Mettez le plat à four chaud et faites gratiner. Servez chaud.

♦ **Notre suggestion :** Cette recette peut être réalisée avec des courges.

BROCOLIS À LA TOMATE

Réalisation **10 mn**

Faites cuire les brocolis à l'eau bouillante salée et égouttez-les bien. Disposez-les dans un plat allant au four. Posez par-dessus les tomates coupées en tranches épaisses, recouvrez de fromage râpé. Salez et poivrez. Faites gratiner pendant 15 minutes environ. Saupoudrez de persil haché.

4 personnes

- 1 kg de brocolis
- 500 g de tomates
- 50 g de fromage râpé
- Persil haché
- Sel et poivre

BROCOLIS EN GRATIN

Réalisation **15 mn**

Faites blanchir les brocolis 10 minutes à l'eau bouillante. Égouttez-les correctement. Mélangez dans un saladier le fromage blanc, les œufs, l'édam râpé, le lait, la muscade, salez, poivrez. Dressez les brocolis sur un plat à gratin, recouvrez du mélange, faites cuire au four à 180 °C (th. 6) pendant 30 minutes.

4 personnes

- 1 kg de brocolis
- 100 g d'édam râpé
- 3 œufs
- 400 g de fromage blanc à 20 % mg
- 100 ml de lait écrémé
- 1 pincée de muscade râpée
- Sel et poivre

COURGETTES FARCIES

4 personnes

- 200 g de viande hachée
- 200 g de jambon blanc dégraissé
- 4 courgettes moyennes
- 200 g de champignons
- Ail, oignon, laurier, persil
- Concentré de tomates
- Sel et poivre

Réalisation **15 mn**

Lavez les courgettes et évidez-les. Préparez la farce : hachez l'oignon, le jambon, l'ail, le persil, les champignons et mélangez avec la viande hachée et le laurier. Faites légèrement revenir la farce dans une poêle à revêtement anti-adhésif. Ajoutez le concentré de tomates, salez et poivrez. Garnissez les courgettes avec la farce et mettez à cuire à four chaud (th. 7) pendant 30 à 40 minutes.

ENDIVES AU BOUILLON

4 personnes

- 800 g d'endives
- 1 tablette de bouillon cube dégraissé
- 5 ou 6 branches de persil
- Sel et poivre

Réalisation **10 mn**

Épluchez et lavez les endives, coupez-les en deux. Disposez-les côte à côte dans un plat allant au four. Salez, poivrez. Arrosez avec un verre de bouillon préparé avec le cube. Faites cuire à four moyen pendant 40 minutes en arrosant si nécessaire avec un peu de bouillon. Saupoudrez de persil haché et servez aussitôt.

FENOUIL À LA PROVENÇALE

Réalisation 15 mn

4 personnes
- 3 bulbes de fenouil
- 4 tomates
- 1 oignon
- 4 gousses d'ail
- 1 bouquet garni
- Estragon
- Sel et poivre

Nettoyez les fenouils, coupez-les en deux ou en quatre, selon leur taille. Pelez, épépinez et hachez les tomates, épluchez et hachez l'ail et l'oignon. Mettez les oignons et l'ail dans un faitout et faites cuire à l'étuvée pendant 20 minutes. Baissez le feu, ajoutez les tomates, mélangez et posez les fenouils par-dessus. Salez, poivrez, ajoutez l'estragon et le bouquet garni. Couvrez et faites cuire à petit feu 20 minutes environ.

FONDUE DE POIREAUX AUX OIGNONS

Réalisation 10 mn

4 personnes
- 400 g de blancs de poireau
- 400 g d'oignons
- Persil
- Sel et poivre

Faites blondir les oignons émincés dans une cocotte à revêtement antiadhésif. Ajoutez les blancs de poireau coupés en rondelles fines. Baissez le feu et laissez mijoter 1 heure à 1 h 30 jusqu'à obtention d'une fondue des deux légumes. Salez, poivrez et saupoudrez de persil frais

FLAN AUX CAROTTES

4 personnes

- 400 g de carottes
- 1 tablette de bouillon
- 1 œuf
- 1 pincée de farine
- Thym
- Sel et poivre

Réalisation **15 mn**

Faites cuire les carottes coupées en quartiers dans du bouillon. Réduisez-les en purée, assaisonnez avec du sel, du poivre et du thym. Après avoir saupoudré la purée d'une bonne pincée de farine, mouillez avec l'eau de cuisson, ajoutez le jaune d'œuf, puis le blanc battu en neige. Faites cuire au four à 180°C (th. 6) dans un plat à gratin pendant 15 minutes environ.

♦ **Notre suggestion** : Vous pouvez aussi réaliser ce plat avec des courgettes ou des poireaux à la place des carottes.

GÂTEAU D'AUBERGINES

4 personnes

- 1 kg d'aubergines
- 250 g de viande hachée
- 2 œufs
- 2 gousses d'ail
- 1 oignon
- Persil
- Sel et poivre

Réalisation **15 mn**

Épluchez les aubergines, coupez-les en rondelles et laissez-les dégorger avec du sel pendant 1 heure. Faites-les cuire dans de l'eau bouillante. Égouttez-les et hachez-les grossièrement. Mélangez avec la viande hachée, les œufs battus en omelette, l'ail et l'oignon haché, persil, sel et poivre. Versez la préparation dans un plat de gratin. Faites cuire 30 minutes à four moyen (th. 6). Servez avec une sauce tomate.

GRATIN DE SALSIFIS

Réalisation **20 mn**

5 personnes

- 1 kg de salsifis
- 2 poireaux
- 25 g de jambon blanc
- 25 g de gouda
- 100 g de crème allégée ou de fromage blanc à 20 % mg
- 1 tablette de bouillon de poule dégraissé, concentré
- 2 citrons
- 1 pincée de muscade râpée
- Sel et poivre

Épluchez les salsifis. Coupez-les en tronçons de 4 à 5 cm environ et mettez-les dans de l'eau froide avec le jus d'un citron pour qu'ils ne noircissent pas. Rincez-les, puis faites-les cuire 10 minutes dans 2 litres d'eau frémissante additionnée du jus de citron restant, et le sel. Égouttez-les soigneusement et laissez-les en attente. Délayez la tablette de bouillon dans 150 ml d'eau. Râpez le gouda. Épluchez les poireaux, lavez-les, égouttez-les et émincez-les finement. Taillez le jambon blanc en petits dés. Faites revenir à feu très doux les poireaux émincés et les dés de jambon blanc pendant 5 minutes dans une sauteuse à revêtement anti-adhésif. Préchauffez votre four à 180 °C. (th. 6). Disposez les salsifis dans un plat à gratin, éparpillez par-dessus les poireaux et le jambon. Mouillez avec le bouillon. Mélangez la crème, le gouda râpé et la muscade. Salez, poivrez. Nappez-en le gratin. Enfournez et laissez cuire pendant 15 minutes. Si le gratin brunit trop vite, couvrez avec une feuille d'aluminium.

♦ **Notre suggestion :** Vous pouvez aussi réaliser ce plat avec du chou-fleur.

POIREAUX À L'ÉTUVÉE AUX TOMATES FRAÎCHES

4 personnes

- 400 g de poireaux
- 400 g de tomates
- 40 g de gruyère râpé
- 1 gros oignon
- 1 c. à café de concentré de tomates
- Romarin, thym, origan
- Sel et poivre

Réalisation **15 mn**

Lavez les poireaux, partagez-les dans le sens de la longueur, coupez-les en tronçons de 2 cm. Faites revenir dans une poêle à revêtement anti-adhésif l'oignon finement haché et les poireaux, salez, poivrez. Laissez cuire à l'étuvée 10 minutes les légumes dans leur jus. Mouillez le mélange avec une demi-tasse d'eau, ajoutez le concentré de tomates, laissez cuire doucement pendant 5 minutes. Placez cette préparation dans un moule à gratin. Lavez les tomates, coupez-les en morceaux, déposez-les sur les poireaux. Saupoudrez d'aromates et de gruyère râpé. Faites gratiner dans le four chauffé au préalable pendant 15 minutes à 250 °C (th. 8).

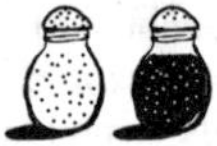

PURÉE DE CHOU-FLEUR AUX CHAMPIGNONS

Réalisation **10 mn**

Faites cuire le chou-fleur à la vapeur dans une Cocotte-Minute. Passez-le au mixeur avec les champignons de Paris, le lait, le sel, le poivre et la noix de muscade râpée. Faites chauffer cette purée quelques minutes à feu doux. Servez chaud.

4 personnes

- 600 g de chou-fleur
- 200 g de champignons de Paris (frais ou en conserve)
- 250 ml de lait écrémé
- Noix de muscade
- Sel et poivre

RATATOUILLE

Réalisation **10 mn**

Coupez les aubergines, courgettes et poivrons en gros dés, et mettez-les dans une cocotte avec un verre d'eau, du thym, du laurier et de l'ail haché. Faites cuire à petit feu avec couvercle pendant 20 minutes en remuant de temps en temps et en rajoutant de l'eau si cela est nécessaire. Quand les légumes sont devenus tendres, ajoutez les tomates coupées en dés. Salez légèrement. Faites cuire en remuant de temps en temps jusqu'à ce que les légumes soient réduits. Servez chaud.

4 personnes

- 4 aubergines
- 4 courgettes
- 4 poivrons
- 2 tomates
- Thym, laurier, ail
- Sel et poivre

ŒUFS BROUILLÉS AUX ASPERGES

4 personnes

- 10 œufs
- 1 petite boîte de têtes d'asperges
- Persil
- Sel et poivre

Réalisation **10 mn**

Battez énergiquement les œufs, assaisonnez. Versez dans une casserole que vous placez au bain-marie. Tournez sans arrêt avec un fouet jusqu'à ce que les œufs commencent à prendre. À ce moment, ajoutez les asperges et le persil. Retirez du feu. Servez sans attendre.

ŒUFS COCOTTE AU JAMBON

4 personnes

- 4 œufs
- 200 g de jambon
- Estragon
- Sel et poivre

Réalisation **5 mn**

Hachez le jambon, tapissez-en quatre ramequins allant au four. Cassez un œuf dans chaque ramequin, salez, poivrez, ajoutez l'estragon. Faites cuire à four chaud 5 à 10 minutes selon le degré de cuisson désiré.

♦ **Notre suggestion :** En fin de cuisson, vous pouvez napper la préparation de sauce tomate.

ŒUFS EN PUITS

Réalisation **10 mn**

Creusez les tomates en réservant la pulpe, cassez deux œufs dans chacune, salez, poivrez. Tapissez le fond d'un plat allant au four avec la pulpe, placez-y les tomates, saupoudrez d'ail et de persil. Faites cuire 30 minutes à four doux (th. 4).

4 personnes

- 4 grosses tomates
- 8 œufs
- Ail, persil
- Sel et poivre

ŒUFS FLORENTINE

Réalisation **10 mn**

Ébouillantez les épinards, hachez-les. Répartissez-les dans huit ramequins. Cassez un œuf dessus, salez, poivrez. Faites cuire 5 minutes à four doux (th. 4).

4 personnes

- 300 g d'épinards
- 8 œufs
- Sel et poivre

OMELETTE AUX CHAMPIGNONS

4 personnes
- 8 œufs
- 200 g de champignons de Paris en conserve
- Paprika, persil
- Sel et poivre

Réalisation **10 mn**

Mélangez trois cuillerées à soupe d'eau, les œufs et l'assaisonnement. Battez. Versez dans une poêle à revêtement anti-adhésif et faites cuire à feu doux. Dès que les œufs prennent sur les bords, ramenez-les au centre. Étalez les champignons sur l'omelette presque cuite juste avant de la faire glisser sur le plat en la faisant rouler sur elle-même.

OMELETTE SOUFFLÉE AUX FINES HERBES

4 personnes
- 8 œufs
- Persil, ciboulette, estragon
- Sel et poivre

Réalisation **10 mn**

Séparez les jaunes des blancs. Montez les blancs en neige ferme. Mélangez les jaunes avec les herbes, salez, poivrez. Mêlez-y délicatement les blancs. Faites cuire à feu doux dans une poêle à revêtement anti-adhésif en couvrant dès le début de la cuisson.

RAMEQUINS AU FROMAGE

Réalisation **5 mn**

Mélangez les œufs et le lait. Ajoutez le gruyère râpé, le sel et le poivre. Versez dans des ramequins. Faites cuire au bain-marie à four moyen (th. 6) pendant 30 minutes.

4 personnes

- 50 g de gruyère râpé
- 2 œufs
- 250 ml de litre de lait écrémé
- Sel et poivre

SOUFFLÉ AU FROMAGE

Réalisation **10 mn**

Délayez la farine avec le lait. Faites épaissir à feux doux. Hors du feu, ajoutez le fromage blanc, les jaunes d'œufs, sel, poivre. Incorporez le fromage râpé, les blancs montés en neige. Versez dans les ramequins individuels et faites cuire au four pendant 30 minutes (th. 5).

4 personnes

- 2 œufs
- 1 c. à soupe de farine
- 1 verre de lait écrémé
- 300 g de fromage blanc à 20 % mg
- 120 g de gruyère râpé
- Sel et poivre

CERVELLES À LA HOLLANDAISE MINCEUR

4 personnes

- 4 cervelles d'agneau
- 2 gousses d'ail
- 1 oignon
- Sauce hollandaise minceur
- Persil
- Sel et poivre

Réalisation **10 mn**

Faites chauffer une poêle à revêtement anti-adhésif, lorsqu'elle est chaude, faites blondir l'oignon et l'ail coupés les lamelles. Arrosez d'un verre d'eau chaude. Ajoutez les cervelles nettoyées, le persil, le sel et le poivre. Couvrez et laissez cuire à feu doux 20 minutes. Égouttez les cervelles et servez avec une sauce hollandaise minceur (p.124).

ROGNONS DE VEAU À LA MOUTARDE

4 personnes

- 600 g de rognons de veau
- 2 c. à soupe de moutarde à l'ancienne
- 1/2 verre de bouillon dégraissé
- 2 c. à soupe de crème allégée
- Sel et poivre

Réalisation **10 mn**

Dégraissez les rognons. Coupez-les en morceaux. Lavez-les, séchez-les. Faites-les sauter. Dès qu'ils sont dorés, ajoutez-y le bouillon et la moutarde. Laissez réduire de moitié. Ajoutez la crème, salez, poivrez. Retirez du feu dès les premiers bouillons.

COQUILLES DE CERVELLE AU GRATIN

Réalisation **15 mn**

Faites tremper les cervelles, puis nettoyez-les soigneusement et mettez-les dans un peu d'eau froide additionnée du vinaigre. Faites cuire doucement pendant 15 minutes. Égouttez-les, coupez-les en petits morceaux. Nettoyez les champignons, faites-les cuire dans une casserole avec le persil haché. Mélangez avec les cervelles, placez le tout dans des coquilles Saint-Jacques et recouvrez de sauce tomate. Faites gratiner au four.

4 personnes

- 400 g de cervelles d'agneau
- 300 g de champignons
- 2 c. à soupe de vinaigre
- 4 c. à café de persil haché
- 8 c. à soupe de sauce tomate

FOIE D'AGNEAU AUX POIVRONS

Réalisation **15 mn**

Coupez les poivrons en lamelles. Faites revenir les oignons émincés, les poivrons, les tomates en quartiers. Salez, poivrez. Laissez mijoter 20 minutes. Entre temps, faites griller le foie. Salez, poivrez en fin de cuisson. Sur un plat, disposez le foie, nappez avec la sauce de légumes. Saupoudrez de persil.

4 personnes

- 4 tranches de foie d'agneau de 125 g
- 1 poivron vert
- 1 poivron rouge
- 2 oignons
- 6 tomates
- Persil
- Sel et poivre

FOIE DE VEAU À L'ORANGE

4 personnes
- 4 tranches de foie de veau de 125 g
- 2 oranges
- 4 échalotes
- 1 pointe de curry
- Sel et poivre

Réalisation **10 mn**

Dans une poêle, faites blondir les échalotes émincées en ajoutant peu à peu le jus d'une orange. Laissez mijoter 10 minutes. Ajoutez les tranches de foie, la seconde orange en petits dés, la pointe de curry, sel et poivre. Laissez cuire 10 minutes.

LANGUE SAUCE PIQUANTE

4 personnes
- 1 langue de veau de 800 g
- 1 oignon
- 1 gousse d'ail
- Herbes de Provence

Sauce
- 2 c. à soupe de câpres
- Une dizaine de cornichons
- 4 c. à soupe rases de concentré de tomates
- 2 oignons
- 1 ou 2 gousses d'ail
- Sel et poivre

Réalisation **10 mn**

Placez la langue dans une Cocotte-Minute, recouvrez-la d'eau, ajoutez l'oignon, l'ail, les herbes de Provence, et laissez cuire pendant 1 h 30.

Préparez la sauce piquante. Mixez tous les ingrédients en purée, puis faites mijoter pendant 20 minutes. Découpez la langue et faites-la mariner dans la sauce pendant encore 15 minutes.

LANGUE DE VEAU MÉNAGÈRE

Réalisation **20 mn**

4 personnes

- 1 langue de veau de 800 g
- 400 g de carottes
- 2 verres de jus de tomate
- 200 g d'oignons
- 100 g de concentré de tomates
- 1 c. à soupe rase de farine
- Vinaigre
- Sel et poivre

Faites dégorger la langue dans de l'eau froide vinaigrée, puis sortez-la et égouttez-la. Plongez-la dans de l'eau froide. Ensuite, faites-la blanchir à l'eau bouillante pendant 15 minutes. Pelez-la et parez-la. Versez le jus de tomates dans une cocotte. Placez la langue. Retournez-la sur toutes ses faces. Ajoutez les carottes coupées en fines rondelles et les oignons émincés. Fermez le couvercle, mettez sur le feu. Au bout de 10 minutes, saupoudrez avec la farine, arrosez avec l'eau jusqu'à mi-hauteur de la langue, salez et poivrez si nécessaire. Ajoutez le concentré de tomates. Couvrez. Laissez cuire encore pendant une bonne heure. Servez la langue découpée en tranches diagonales, nappées avec la sauce.

ROGNONS DE VEAU AU CIDRE

4 personnes

- 600 g de rognons de veau
- 2 verres de cidre
- 1 petit verre de vinaigre
- 100 g d'oignons
- 50 g d'échalotes
- 1 cube de bouillon de bœuf dégraissé
- Persil
- Sel et poivre

Réalisation **20 mn**

Préparez les rognons. Retirez nerfs et graisse, coupez-les en dés. Ébouillantez-les et égouttez-les. Versez un verre de cidre dans une poêle à revêtement anti-adhésif. Placez les rognons. Salez et poivrez. Au bout de quelques minutes, retirez du feu.

Égouttez. Versez le reste du cidre dans la poêle lavée et essuyée. Faites fondre oignon et échalote, hachés très finement, à feu très doux pendant 12 à 15 minutes. Salez et poivrez. Remettez les rognons.

Versez le bouillon délayé dans le vinaigre. Réchauffez en évitant l'ébullition. Goûtez pour vérifier l'assaisonnement, rectifiez si nécessaire. Saupoudrez de persil haché.

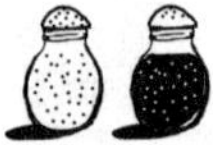

FILETS DE VOLAILLE À L'ANCIENNE

4 personnes

- 400 g de filets de volaille (poulet ou dinde)
- 200 g de tomates
- 200 g de champignons
- 200 g de carottes
- 200 g de petits oignons
- Thym, laurier
- Sel et poivre

Réalisation **15 mn**

Épluchez, lavez les oignons, les carottes et les champignons. Pelez les tomates et coupez-les en dés, ainsi que les carottes et les champignons. Mettez tous les ingrédients dans une cocotte. Mouillez à l'eau légèrement salée. Laissez cuire tout doucement à l'étouffée pendant 30 à 40 minutes. Retirez les filets au bout de 20 minutes et gardez-les au chaud. Laissez cuire les légumes encore quelques minutes. Dressez les filets dans un plat creux et disposez les légumes autour. Vérifiez l'assaisonnement et servez très chaud.

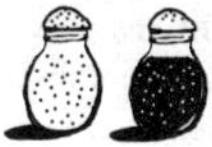

FILETS DE DINDE À LA MOUSSELINE DE POIREAU

4 personnes

- 4 filets de dinde de 130 g
- 800 g de poireaux
- 2 carottes
- 1 oignon
- 1 bouquet garni
- 2 jaunes d'œufs
- 1 c. à soupe de crème allégée
- Sel et poivre

Réalisation **25 mn**

Épluchez et lavez les poireaux et les carottes. Coupez les poireaux en tronçons et réservez un peu de vert. Pelez l'oignon, coupez-le en deux. Coupez les carottes en rondelles. Faites bouillir 1 litre d'eau dans une cocotte avec trois cuillerées à café rases de sel. Plongez les morceaux de poireaux. À l'ébullition, comptez 7 minutes de cuisson puis retirez-les et laissez-les s'égoutter dans une passoire. Conservez l'eau de cuisson et ajoutez les carottes, l'oignon et le bouquet garni. Portez de nouveau à ébullition. Salez, poivrez les filets de dinde sur les deux faces et posez-les à plat dans le panier de la cocotte. Placez-les au-dessus du bouillon, couvrez et laissez cuire à la vapeur 10 à 15 minutes suivant l'épaisseur. Faites cuire ensuite le vert du poireau. Égouttez-le, mixez-le. Versez la purée obtenue dans une casserole et mettez-la à feu doux. Dans un bol, mélangez les jaunes d'œufs avec la crème, salez et poivrez. Ajoutez doucement cette préparation à la purée de poireau en remuant jusqu'à ce qu'elle soit chaude. Retirez les filets. Versez un peu de mousseline dans les assiettes. Déposez dessus les filets de dinde. Décorez avec des petites lanières de vert de poireau. Servez chaud.

LAPIN CHASSEUR

Réalisation **15 mn**

Faites dorer les morceaux de lapin, puis les oignons et les échalotes finement hachés dans une poêle à revêtement anti-adhésif. Lavez et émincez les champignons. Mettez tous les ingrédients dans une cocotte. Déglacez la poêle avec le vin blanc et un peu d'eau, versez dans la cocotte. Salez, poivrez. Faites mijoter à feu doux environ 1 heure. Servez saupoudré de persil hâché.

4 personnes

- 4 morceaux de lapin de 130 g
- 400 g de champignons
- Oignons, échalotes
- Ail, persil
- 1/2 verre de vin blanc
- Sel et poivre

LAPIN À LA MOUTARDE

Réalisation **15 mn**

Badigeonnez les morceaux de lapin avec la moutarde. Faites revenir l'oignon, puis le lapin. Placez-les dans une cocotte. Déglacez la poêle avec le vin, portez à ébullition et versez dans la cocotte. Salez, poivrez. Rajoutez deux cuillerées de moutarde dans la sauce si nécessaire. Laissez mijoter à feu doux. Incorporez la crème fraîche. Servez saupoudré de persil hâché.

6 personnes

- 4 morceaux de lapin de 130 g
- 4 ou 5 c. à soupe de moutarde
- 1 oignon
- 1 verre de vin blanc
- 60 g de crème fraîche allégée
- Persil
- Sel et poivre

LAPIN AU COULIS DE POIVRONS

4 personnes

- 1 lapin de 1 kg environ
- 2 poivrons rouges et 2 verts
- 4 tomates moyennes
- 1 oignon moyen
- 2 gousses d'ail
- 300 ml de vin blanc
- Thym, laurier
- 1/2 bouquet de ciboulette
- Sel et poivre

Réalisation 20 mn

Faites revenir le lapin coupé en morceaux dans une sauteuse à revêtement anti-adhésif pendant 20 minutes environ. Ôtez-le et maintenez-le au chaud. Dans la même sauteuse, mettez les poivrons coupés et épépinés, l'oignon haché, l'ail écrasé, les tomates pelées et épépinées. Faites mijoter pendant 20 minutes. Ajoutez le vin blanc, laissez cuire encore 15 minutes. Salez et poivrez. Mixez la préparation, remettez ce coulis dans la sauteuse avec les morceaux de lapin et le bouquet garni. Faites mijoter à feu doux 30 à 35 minutes. Servez très chaud parsemé de ciboulette hachée.

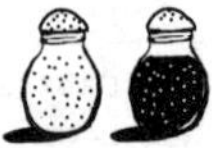

LAPIN AU CHOU VERT

Réalisation 20 mn

Lavez et épluchez le chou. Faites-le blanchir 10 minutes à l'eau bouillante. Égouttez-le. Mettez dans une grande casserole les tomates, le vinaigre, le jus de tomate, l'oignon haché, l'ail, sel, poivre, thym, laurier, et laissez mijoter 30 minutes. Faites revenir les morceaux de lapin dans une poêle à revêtement anti-adhésif préalablement chauffée. Placez ensuite le chou, les morceaux de lapin et la sauce tomate dans une cocotte. Laissez cuire à couvert pendant 45 minutes à 1 heure.

4 personnes

- 1/2 lapin coupé en morceaux
- 1 chou vert bien pommé
- 300 g de tomates (ou 1 petite boîte au naturel)
- 1/2 verre de vinaigre de vin
- 1 verre de jus de tomate
- 1 oignon
- 2 gousses d'ail
- Thym, laurier
- Sel et poivre

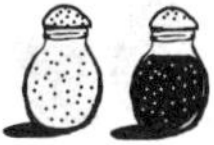

LAPIN FAÇON GIBELOTTE

4 personnes

- 1 petit lapin de 800 g
- 250 g de champignons frais
- 100 g d'oignons
- 30 g de jambon fumé dégraissé
- 1 c. à soupe rase de Maïzena
- Muscade, thym, laurier
- 1 verre de vin blanc
- Sel et poivre

Réalisation **20 mn**

Faites dorer les morceaux de lapin dans une poêle à revêtement anti-adhésif préchauffée, puis les oignons hachés avec le jambon coupé en dés. Mettez le tout dans une cocotte, et déglacez la poêle avec le vin blanc. Salez, poivrez. Râpez un peu de noix de muscade, ajoutez thym et laurier. Laissez mijoter 45 minutes. Dix minutes avant la fin de la cuisson, ajoutez les champignons émincés. Placez le lapin dans un plat de service. Tenez au chaud. Ajoutez à la sauce la Maïzena délayée dans de l'eau froide. Faites épaissir et versez la sauce sur le lapin.

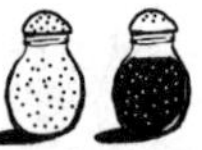

PAPILLOTES DE POULET

Réalisation 15 mn

4 personnes

- 4 cuisses de poulet
- 4 navets
- 4 carottes
- 1 oignon
- Thym, basilic
- Sel et poivre

Préchauffez le four à 180 °C (th. 6). Pelez les légumes, râpez-les grossièrement, ajoutez thym, basilic. Préparez quatre carrés d'aluminium. Sur chacun d'eux, déposez le mélange de légumes et les cuisses de poulet. Salez, poivrez. Refermez les papillotes bien hermétiquement, déposez-les dans un plat à four contenant 1 cm d'eau chaude. Laissez cuire environ 30 minutes. Servez la papillote dès la sortie du four.

PINTADE À L'ESTRAGON

Réalisation 10 mn

4 personnes

- 1 pintade de 1 kg environ
- 100 g de fromage blanc à 0 % mg
- 4 gousses d'ail
- Estragon
- Sel et poivre

Mélangez le fromage blanc, l'ail pilé, l'estragon, le sel et le poivre. Farcissez la pintade avec cette farce, et faites cuire à four chaud pendant 1 heure environ. Dès que la pintade est dorée, déglacez avec un verre d'eau. Pendant la cuisson, arrosez de temps en temps avec le jus ainsi obtenu.

PINTADE À L'ORANGE

4 personnes
- 1 pintade de 1 kg/1,2 kg
- 2 oranges
- 2 c. à soupe d'échalotes
- 2 pincées de sel
- 1 pincée de poivre
- 1 c. à soupe de tiges de persil
- 100 ml de vin blanc sec
- 250 ml de bouillon de légumes chaud
- 1 c. à soupe de Maïzena

Réalisation **20 mn**

Dans un plat allant au four, disposez la pintade et faites-la cuire 20 minutes (th. 7/8 - 210/240 °C) après 10 minutes de préchauffage. Pendant ce temps, prélevez le zeste des oranges puis coupez-les en tranches épaisses. Au bout de 20 minutes, sortez la volaille du four et éliminez la graisse de cuisson. Disposez les tranches d'oranges sur la pintade, parsemez d'échalotes hachées, salez, poivrez, ajoutez le vin blanc et la moitié des zestes. Remettez à cuire 15 minutes. Découpez la volaille, disposez les morceaux sur un plat de service maintenu au chaud. Préparez la sauce : mettez le plat de cuisson sur une plaque chauffante, ajoutez-y les tiges de persil, versez le bouillon de légumes pour déglacer le plat, laissez réduire 2 minutes, liez avec la Maïzena. Disposez les tranches d'oranges cuites sur les morceaux de volaille et nappe-les avec la sauce du plat. Décorez avec le reste des zestes.

PINTADE À LA FONDUE DE LÉGUMES

Réalisation **20 mn**

4 personnes

- 2 jeunes pintades de 600 g
- 3 oignons
- 4 échalotes
- 6 carottes
- 3 poireaux
- 6 tomates
- 1 bouquet de persil
- 1 branche de thym
- 1 feuille de laurier
- Sel et poivre

Épluchez les oignons et les échalotes. Hachez-les menu. Lavez soigneusement les poireaux et coupez-les en fines lamelles. Épluchez les carottes et coupez-les en rondelles. Coupez les pintades en morceaux. Dans une cocotte à revêtement anti-adhésif, faites dorer les morceaux de pintade de tous côtés, puis sortez-les et réservez-les. Jetez la graisse de cuisson. Dans la même cocotte, faites fondre à feu doux le hachis d'échalotes et d'oignons. Ajoutez les rondelles de carottes, mélangez bien et laissez cuire quelques minutes. Ajoutez le bouquet garni.

Pelez les tomates, épépinez-les et coupez-les en morceaux. Versez-les dans la cocotte. Salez, poivrez, mélangez bien et laissez cuire à nouveau quelques minutes. Ajoutez trois cuillerées à soupe d'eau, rectifiez l'assaisonnement et laissez cuire à couvert environ 20 minutes.

Ensuite, déposez les morceaux de pintade sur le lit de légumes, fermez la cocotte et laissez cuire à l'étouffée encore 35 minutes. Servez très chaud, en disposant les morceaux de pintade sur le lit de légumes.

PINTADEAU À LA PAYSANNE

4 personnes

- 1 pintade
- 1 petit chou vert
- 2 oignons
- 2 clous de girofle
- 2 carottes
- 1/2 citron
- 1 bouquet garni
- Ail
- Sel et poivre

Réalisation 20 mn

Frottez le pintadeau avec le citron. Mettez-le au four 10 minutes. Épluchez le chou, coupez-le en huit et piquez-le de clous de girofle. Coupez les carottes en rondelles. Faites blanchir le chou. Dans une cocotte, mettez le pintadeau, le chou blanchi et les autres ingrédients. Couvrez et laissez cuire 1 heure à feu doux. Arrosez de bouillon de légumes si nécessaire.

POULE AU POT

6 personnes

- 1 poule de 2 kg
- 6 carottes
- 6 navets
- 3 poireaux
- 1 gros oignon
- 1 branche de céleri
- 2 clous de girofle
- 1 bouquet de persil
- 1 branche de thym
- 1 feuille de laurier
- Sel et poivre

Réalisation 15 mn

Lavez et épluchez les légumes. Coupez les carottes et les navets en fins bâtonnets et liez les poireaux en botte avec du fil de cuisine. Mettez la poule dans une cocotte et couvrez-la d'eau froide. Portez à ébullition douce. Salez, poivrez, ajoutez le bouquet garni et l'oignon piqué de clous de girofles. Écumez, ajoutez les légumes. Laissez cuire 2 heures à petits bouillons. Servez avec du gros sel et des cornichons.

POULET À LA DIABLE

Réalisation **10 mn**

Coupez le poulet en deux, aplatissez-le. Tartinez chaque moitié avec le concentré de tomates additionné d'eau et assaisonné. Faites cuire 45 minutes au four.

4 personnes

- 1 poulet
- 2 c. à soupe de concentré de tomates
- Piment de Cayenne
- Sel et poivre

POULET AU CITRON

Réalisation **10 mn**

Coupez le poulet en morceaux et frottez-les avec le citron coupé en deux. Faites-les cuire au gril du four pendant 20 minutes. À la fin de la cuisson, pressez l'ail sur les morceaux, laissez-les infuser dans le four éteint 5 minutes.

4 personnes

- 1 poulet
- 1 citron
- 1 gousse d'ail

POULET AU CITRON EN PAPILLOTES

4 personnes
- 4 morceaux de poulet de 130 g
- 2 citrons non traités
- Sel et poivre

Réalisation **10 mn**

Faites revenir les morceaux de poulet dans une poêle à revêtement anti-adhésif. Déposez chaque morceau sur un carré de papier d'aluminium, salez et poivrez. Arrosez de jus de citron et saupoudrez d'un peu de zeste. Fermez la papillote. Faites cuire à four moyen pendant 30 minutes environ. Servez la papillote ouverte en corolle.

♦ **Notre suggestion :** Vous pouvez exécuter la même recette avec du lapin. La viande peut alors être marinée 2 heures avec le jus de citron, le sel, le poivre et du gingembre en poudre.

POULET AU VINAIGRE

4 personnes
- 1 poulet
- 1 litre de vinaigre de vin
- 1 oignon
- Ail, thym, laurier
- 2 échalotes

Réalisation **10 mn**

Coupez le poulet en morceaux. Retirez la peau. Placez les morceaux dans un plat en terre. Recouvrez-les de vinaigre. Ajoutez thym, laurier, oignon, ail, échalotes. Gardez une nuit au réfrigérateur. Le lendemain, égouttez les morceaux. Faites-les griller 10 minutes.

POULET BASQUAISE

Réalisation **15 mn**

Faites revenir les morceaux de poulet dans une poêle à revêtement anti-adhésif. Disposez-les ensuite dans une cocotte. Dans la poêle, faites revenir l'oignon émincé les tomates et le poivron découpé en lanières. Versez le tout sur les morceaux de poulet, salez, poivrez et ajoutez le thym, le laurier, l'ail et le persil. Laissez mijoter environ 1 heure.

4 personnes

- 4 morceaux de poulet de 130 g
- 1 oignon
- 2 tomates
- 1 poivron
- Ail, persil, thym, laurier
- Sel et poivre

POULET MARENGO

Réalisation **15 mn**

Faites dorer les morceaux de poulet dans une cocotte à revêtement anti-adhésif, puis retirez-les du feu. À leur place, mettez les oignons coupés en rondelles, les échalotes et l'ail. Mouillez avec le vin blanc, ou l'eau et le concentré. Ajoutez les tomates découpées en dés. Réincorporez le poulet, salez, poivrez. Ajoutez le thym, le laurier et le persil. Laissez mijoter 40 à 45 minutes.

4 personnes

- 1 poulet de 1 kg découpé en morceaux
- 2 oignons
- 2 échalotes
- 1 gousse d'ail
- 200 ml de vin blanc sec
- 1 c. à soupe de concentré de tomates
- 4 tomates
- Thym, laurier, persil
- Sel et poivre

BLANQUETTE DE VEAU

4 personnes

- 400 g d'épaule de veau
- 1 carotte
- 1 petit navet
- 1 blanc de poireau
- 1 oignon piqué de 3 clous de girofle
- 1 bouquet garni
- 6 grains de poivre
- 2 jaunes d'œufs
- 1/2 c. à café de fécule
- 1/2 citron
- Sel et poivre

Réalisation **15 mn**

Mettez la viande coupée en morceaux, les légumes et les aromates dans une casserole. Recouvrez-les d'eau salée tiède à hauteur. Faites cuire 1 h 30 à couvert. Retirez la viande et passez la sauce.

Remettez la viande à chauffer dans la casserole avec le bouillon dont vous réserverez un verre environ.

Battez ce reste de bouillon avec les jaunes d'œufs, la fécule, un filet de citron et versez sur la viande. Laissez épaissir la sauce doucement en remuant pour qu'elle n'attache pas. Servez.

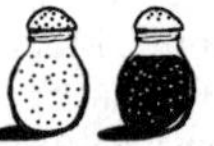

BŒUF À L'HAÏTIENNE

4 personnes

- 500 g de bœuf maigre
- 100 g d'oignons
- 2 gousses d'ail
- 250 g de poivrons verts
- 400 g de tomates
- 1 pincée de safran (ou plus selon le goût)
- 2 c. à soupe de vinaigre d'estragon
- 1 petit piment fort
- Sel et poivre

Réalisation **15 mn**

Mettez le bœuf coupé en gros dés dans une casserole, couvrez à niveau avec de l'eau froide salée et poivrée.

Laissez cuire à couvert pendant 45 minutes. Laissez évaporer si nécessaire.

Faites fondre à feu doux pendant 20 minutes dans une poêle à revêtement anti-adhésif les oignons, l'ail, les poivrons, les tomates, le safran et le piment.

Laissez sur le feu jusqu'à évaporation complète du liquide. Versez ensuite sur la viande et ajoutez le vinaigre. Mélangez.

Placez dans un plat à gratin et faites gratiner au four.

BŒUF AUX CAROTTES

4 personnes
- 400 g de bœuf à braiser
- 400 g de carottes
- Oignons, persil, ail, thym, laurier
- Sel et poivre

Réalisation **15 mn**

Faites revenir les morceaux de bœuf dans une poêle à revêtement anti-adhésif. Faites dorer les oignons, l'ail et les carottes coupées en bâtonnets. Mettez le tout dans une cocotte. Déglacez la poêle avec de l'eau et versez dans la cocotte jusqu'à hauteur des carottes. Ajoutez le persil, le thym, le laurier. Salez et poivrez. Faites cuire à feu moyen 2 h 30 (45 minutes à 1 heure à l'autocuiseur). Rajoutez de l'eau en cours de cuisson si nécessaire.

BŒUF BOURGUIGNON

4 personnes
- 4 morceaux de 100 g de bœuf à braiser
- 100 ml de vin rouge
- 100 g d'oignons
- 100 g de carottes
- Thym, laurier, ail, persil
- Sel et poivre

Réalisation **15 mn**

Faites dorer dans une poêle à revêtement anti-adhésif les morceaux de bœuf. Salez, poivrez. Faites cuire dans très peu d'eau les oignons et les carottes avec les aromates, du sel et du poivre. Ôtez les aromates, réduisez en purée. Mettez dans une casserole la viande, la purée de légumes et le vin rouge. Faites cuire à feu doux 2 h 30 (50 minutes en autocuiseur). Servez saupoudré de persil haché.

BŒUF BRAISÉ AUX POIREAUX

Réalisation **15 mn**

Lavez les poireaux. Épluchez-les, coupez-les en morceaux de 2 cm de long. Ne conservez que la partie blanche des poireaux. Dans l'autocuiseur, faites revenir la viande découpée en morceaux, ajoutez les poireaux, le concentré, le bouquet garni, le vin blanc. Salez, poivrez. Laissez mijoter 1 heure à feu doux à partir de la mise en rotation de la soupape.

5 personnes

- 1 kg de bœuf à braiser
- 1 kg de poireaux
- 1 verre de vin blanc sec
- 1 c. à soupe de concentré de tomates
- Bouquet garni
- Sel et poivre

BŒUF PROVENÇAL

Réalisation **15 mn**

Dans une cocotte à fond épais et à revêtement anti-adhésif, faites dorer la viande en morceaux sur toutes ses faces à feu vif. Ajoutez les légumes lavés, épluchés et coupés en morceaux, l'ail, le sel, le poivre, le thym, le laurier et le persil, puis le vinaigre et le jus de tomate. Laissez mijoter à feu doux, à couvert 1 heure à 1 h 30.

5 personnes

- 800 g de bœuf bourguignon
- 2 aubergines
- 2 courgettes
- 1 poivron
- 2 oignons
- 3 tomates
- 2 gousses d'ail
- Thym, laurier, persil
- 1/2 verre de vinaigre de vin
- 1 verre de jus de tomate
- Sel et poivre

CÔTE DE VEAU À LA CRÈME D'OIGNONS

4 personnes

- 4 côtes de veau maigres
- 500 g d'oignons
- 50 ml de vinaigre de vin
- 2 c. à soupe de fromage blanc à 20 % mg
- 1/2 botte de ciboulette
- 20 ml de vinaigre de vin
- Sel et poivre

Réalisation **20 mn**

Hachez les oignons. Faites-les revenir dans une sauteuse à revêtement anti-adhésif. Déglacez avec le vinaigre. Mouillez avec de l'eau jusqu'à deux fois la hauteur des oignons, puis faites réduire de moitié. Retirez du feu, introduisez le fromage blanc, salez et poivrez. Passez au mixeur le mélange et tenez au chaud au bain-marie. Assaisonnez les côtes de veau, cuisez-les dans une poêle à revêtement anti-adhésif 4 à 5 minutes de chaque côté. Dressez la viande sur des assiettes chaudes. Nappez de crème d'oignon et de ciboulette hachée.

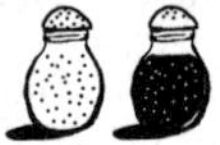

CURRY DE VEAU

Réalisation 20 mn

4 personnes

- 400 g de veau
- 300 g de tomates
- 100 g de champignons
- 2 oignons
- 1 c. à café de curry
- Persil
- Sel et poivre

Faites dorer la viande coupée en morceaux dans une poêle à revêtement anti-adhésif. Retirez-la et mettez-la dans une cocotte à fond épais. Dans la même poêle, faites revenir les oignons. Déglacez la poêle avec un peu d'eau. Placez les tomates, les champignons, les oignons et le veau dans la cocotte. Salez, poivrez, ajoutez le curry. Laissez mijoter 1 heure. Servez avec du persil haché.

ESCALOPES GRATINÉES

Réalisation 15 mn

6 personnes

- 4 escalopes de veau ou de dinde de 100 g
- 60 g de champignons
- 50 g de jambon blanc dégraissé
- 50 g de comté
- 100 g de fromage blanc à 0 % mg
- Persil
- Sel et poivre

Disposez les escalopes dans un plat à gratin. Hachez les champignons et faites-les dessécher dans une poêle à revêtement anti-adhésif. Mélangez-les avec le jambon haché, le persil haché, le fromage blanc et un peu d'eau. Salez, poivrez.
Couvrez les escalopes avec le comté coupé en fines tranches, puis avec le mélange préparé. Passez au gril 10 à 15 minutes.

GOULASCH

6 personnes
- 1,2 kg de jumeau
- 500 g d'oignons
- 1 c. à soupe de paprika fort
- 1 c. à café de paprika doux
- 2 verres de vin rouge
- 2 c. à soupe de concentré de tomates
- Cerfeuil
- Sel et poivre

Réalisation **10 mn**

Épluchez et lavez les oignons, émincez-les et faites-les blondir dans un autocuiseur, sans matière grasse, en déglaçant de temps en temps avec un peu d'eau. Lorsque ceux-ci ont pris une belle coloration dorée, ajoutez la viande découpée en morceaux de 4 cm de côté. Incorporez ensuite le concentré de tomates, le vin rouge, un demi-verre d'eau et les paprikas. Salez, poivrez. Mélangez les ingrédients. Fermez l'autocuiseur et faites cuire 40 minutes à partir de la mise en pression. Décorez au moment de servir avec du cerfeuil haché. Accompagnez ce plat de haricots verts ou de haricots beurre.

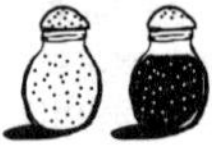

HACHIS PARMENTIER AUX LÉGUMES

Réalisation **10 mn**

Faites cuire le chou-fleur pendant 15 minutes à l'autocuiseur. Égouttez-le et mixez-le. Mixez ensuite la viande hachée, l'oignon émincé, les deux gousses d'ail, le persil, le sel et le poivre. Dans un plat de service allant au four, disposez la viande hachée de manière régulière, puis la purée de chou-fleur. Parsemez de gruyère. Faites cuire au four (th. 6) pendant 45 minutes.

6 personnes

- 600 g de viande de bœuf crue hachée
- 1 oignon
- 2 gousses d'ail
- 1,2 kg de chou-fleur
- 50 g de gruyère râpé
- Persil
- Sel et poivre

ENTRECÔTE AU COULIS DE CHAMPIGNONS

Réalisation **15 mn**

Faites blondir les échalotes hachées dans une casserole à revêtement anti-adhésif avec le vin blanc et 125 ml d'eau, ajoutez les chamignons et faites encore cuire 10 minutes. Incorporez le fromage blanc, salez et poivrez. Passez le tout au mixeur, réservez au bain-marie. Faites cuire les entrecôtes au gril. Nappez de sauce, saupoudrez de ciboulette hachée.

4 personnes

- 4 entrecôtes de 130 g
- 2 échalotes
- 250 g de champignons de Paris
- 250 g de pleurotes
- 30 ml de vin blanc
- 4 c. à soupe de fromage blanc 20 % mg
- ciboulette
- Sel et poivre

PAUPIETTES DE VEAU AUX FINES HERBES

4 personnes
- 4 escalopes de veau de 100 g
- 1 oignon
- 2 échalotes
- 2 gousses d'ail
- 4 branches de cerfeuil,
- basilic, persil
- Sel et poivre

Réalisation **15 mn**

Aplatissez au maximum les escalopes. Mixez en purée oignon, échalotes, ail, cerfeuil, basilic, persil, sel et poivre. Répartissez cette farce au centre des escalopes. Fermez-les avec du fil de cuisine et faites-les cuire à la vapeur pendant 30 minutes en parfumant l'eau de cuisson avec des herbes. Servez accompagné de tomates cuites à la vapeur ou au four.

RÔTI DE PORC AU LAIT ET AUX NAVETS

4 personnes
- 600 g de longe de porc
- 500 g de navets
- 500 ml litre de lait
- 20 gousses d'ail
- Sel et poivre

Réalisation **10 mn**

Faites bouillir le lait avec les gousses d'ail non épluchées, sel et poivre. Ajoutez-y la longe de porc et laissez cuire 30 minutes à feu doux à découvert. Ajoutez les navets en rondelles et laissez cuire à nouveau 30 minutes. **Préparez la purée d'ail :** ouvrez les gousses, retirez la pulpe, servez-la en accompagnement.

NOIX DE BŒUF AUX TOMATES

Réalisation **10 mn**

Dans une cocotte, faites fondre les tomates coupées en quartiers et les oignons émincés et les aromates pendant 30 minutes. Ajoutez la viande. Salez, poivrez. Faites cuire 12 à 15 minutes selon l'épaisseur de la viande. Servez chaud, saupoudrez de persil haché.

4 personnes

- 800 g de noix de bœuf
- 600 g de tomates
- 150 g d'oignons
- 1 c. à soupe de persil haché
- 1 pincée de thym en poudre
- 1 c. à soupe de curry, laurier
- Sel et poivre

PAIN DE VIANDES AUX LÉGUMES

Réalisation **15 mn**

Mettez les viandes hachées dans un saladier, ajoutez-y les œufs, l'oignon émincé, l'ail pilé, sel, poivre et herbes. Malaxez bien. Dans une casserole, faites suer les champignons émincés. Ajoutez-les à la préparation. Versez dans un moule à cake et faites cuire à four chaud (th. 8) pendant 45 à 50 minutes.

4 personnes

- 400 g de bœuf haché
- 400 g de veau haché
- 2 œufs
- 1 oignon
- 2 gousses d'ail
- 150 g de champignons
- Thym, romarin, persil
- Sel et poivre

LONGE DE VEAU AU CITRON

2 personnes

- 250 g de quasi de veau
- 1 pincée de cannelle
- 1 pincée de gingembre moulu
- 1 pincée de noix de muscade
- 2 citrons
- 2 c. à soupe de persil haché
- Sel et poivre

Réalisation **10 mn**

Pressez les citrons, passez le jus et versez-le dans une petite cocotte. Placez sur le feu. Lorsqu'il est chaud, mettez le morceau de longe. Saupoudrez avec la pincée de noix de muscade, le gingembre, la cannelle, le sel et le poivre. Mouillez avec un peu d'eau, fermez la cocotte et laissez cuire à feu doux pendant 45 minutes. Ajoutez le persil haché, un peu d'eau si nécessaire. Refermez la cocotte et laissez cuire pendant 20 minutes. Coupez les tranches, arrosez de sauce et servez très chaud.

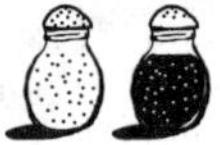

SAUTÉ DE VEAU CHASSEUR

Réalisation **15 mn**

Faites revenir la viande coupée en morceaux dans une cocotte. Ajoutez les échalotes émincées, les carottes en rondelles, les tomates en cubes, les champignons coupés, le concentré de tomates, le vin, l'ail, les herbes, sel et poivre. Laissez mijoter à couvert 2 heures à feu doux.

♦ **Notre suggestion** : Vous pouvez réaliser cette recette dans un autocuiseur.

4 personnes

- 1 kg de quasi de veau
- 500 g de champignons de Paris
- 5 carottes
- 4 tomates
- 1 c. à soupe de concentré de tomates
- 1,5 verre de vin blanc sec
- 2 échalotes
- 2 gousses d'ail
- Basilic, cerfeuil, persil
- Sel et poivre

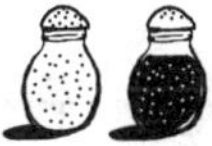

SAUTÉ DE VEAU PRINTANIÈRE

4 personnes

- 700 g de sauté de veau
- 2 carottes
- 200 g de haricots verts
- 1 oignon
- 1 c. à soupe de crème fraîche allégée
- Persil
- Sel et poivre

Réalisation **10 mn**

Faites cuire la viande coupée en morceaux dans une cocotte à revêtement anti-adhésif. Après 20 minutes de cuisson, salez et ajoutez les légumes, ainsi qu'un verre d'eau. Laissez cuire encore 40 minutes, retirez la viande, déglacez la cocotte avec un demi-verre d'eau et la crème. Faites bouillir et, si nécessaire, rectifiez l'assaisonnement. Avant de servir, saupoudrez de persil.

VEAU AUX COURGETTES

4 personnes

- 500 g de sauté de veau
- 1 kg de courgettes
- 1 oignon
- 1 verre de vin blanc sec
- Persil
- Sel et poivre

Réalisation **15 mn**

Faites blondir dans une casserole l'oignon émincé en ajoutant peu à peu le vin. Faites-y dorer la viande. Ajoutez les courgettes en rondelles, le sel, le poivre et le persil. Faites cuire 45 minutes. Servez très chaud.

VEAU AU PAPRIKA

Réalisation **10 mn**

Coupez l'oignon en rondelles, les champignons en lamelles et versez-les dans une poêle bien chaude avec un verre d'eau. Laissez mijoter 10 minutes, puis ajoutez le veau coupé en cubes, les tomates, sel, poivre et paprika. Laissez cuire à couvert 45 minutes à feu doux. En fin de cuisson, arrosez de jus de citron et servez.

4 personnes

- 600 g de quasi de veau
- 1 kg de tomates
- 1 oignon
- 100 g de champignons de Paris
- 1 c. à café de paprika
- Jus d'un citron
- Sel et poivre

SAUTÉ DE VEAU ROUENNAISE

Réalisation **15 mn**

Épluchez et lavez les légumes. Faites chauffer 500 ml d'eau dans un fait-tout. Poivrez et salez. Lorsque l'eau bout, jetez-y le sauté de veau coupé en morceaux ainsi que le bouquet garni. Après les premiers bouillons, écumez puis laissez cuire à feu doux pendant 1 heure. Ajoutez les légumes et laissez cuire encore 30 minutes. Pour servir, dressez le sauté de veau sur un plat chaud, entouré de légumes, saupoudré de persil frais haché.

4 personnes

- 600 g de sauté de veau
- 200 g de tomates
- 200 g de poireaux
- 200 g de petits navets nouveaux
- 200 g de petites carottes nouvelles
- 100 g d'oignons
- 2 gousses d'ail
- 1 bouquet garni
- 2 c. à soupe de persil haché
- Sel et poivre en grain

CALAMARS SAUCE TOMATE

4 personnes

- 400 g de calamars (seiche ou encornet)
- 200 g de tomates
- 2 gousses d'ail
- 1 oignon
- 2 échalotes
- 1/2 bouquet de persil,
- Thym - laurier
- Sel et poivre

Réalisation **20 mn**

Lavez les calamars. Préparez une sauce tomate avec les tomates pelées et coupées finement, l'ail, l'oignon, l'échalote, le persil et les aromates, salez et poivrez. Débitez le calamar en lamelles de 2 ou 3 cm de large. Faites sauter dans une poêle à revêtement anti-adhésif en ayant soin de bien la déglacer avec un peu d'eau. Mettez à mijoter le calamar revenu dans la sauce tomate. Laissez cuire à feu moyen 1 heure dans une cocotte.

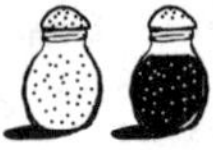

COLIN À LA MOUSSELINE LÉGÈRE

Réalisation **20 mn**

Préparez le court-bouillon : épluchez et lavez tous les légumes, mettez-les dans une casserole, ajoutez le sel, le poivre, le citron, le clou de girofle, le bouquet garni, 1,25 l d'eau et le vin blanc. Faites cuire à feu doux sans couvrir pendant 25 minutes, puis laissez refroidir. Mettez le colin dans le court-bouillon. Menez doucement à ébullition, et laissez pocher 10 minutes à partir du frémissement. Retirez du feu et laissez le colin dans son court-bouillon à couvert pendant 15 minutes. Égouttez-le.

Préparez ensuite la sauce : mélangez au fouet dans un saladier les jaunes d'œufs, le court-bouillon froid, le jus de citron, le fromage blanc, le sel et le poivre. Ajoutez les blancs d'œufs battus en neige très ferme puis la ciboulette et le persil haché. Dressez le colin sur le plat de service, décorez avec quelques brins de ciboulette, et servez la sauce en saucière.

4 personnes

- 1 colin de 800 à 900 g

Court-bouillon :
- 2 carottes, 1 blanc de poireau
- 1 gros oignon,
- 2 échalotes
- 1 branche de céleri
- 1 clou de girofle
- 100 ml de vin blanc sec
- 15 g de gros sel
- 5 g de poivre en grain
- 2 rondelles de citron
- 1 bouquet garni composé de persil, thym, laurier

Sauce mousseline :
- 2 œufs
- 1 c. à soupe de jus de citron ou de vinaigre
- 1 c. à soupe de court-bouillon froid
- 150 g de fromage blanc à 0 % mg
- 2 c. à soupe de ciboulette
- 1 c. à café de persil haché
- Sel et poivre

FILETS DE LOUP SAUCE CITRONNÉE

4 personnes

- 500 g de filet de loup
- 5 jaunes d'œufs
- 125 g de fumet de poisson
- 4 c. à soupe de fromage blanc à 20 % mg
- 2 citrons
- Sel et poivre

Réalisation **15 mn**

Dans une casserole à hauts bords, versez le fumet de poisson délayé. Faites bouillir à feu vif. Mettez les jaunes d'œufs dans un saladier, versez-y le fumet chaud en fouettant énergiquement puis remettez le mélange dans la casserole et faites cuire au bain-marie en fouettant sans arrêt. Le mélange doit doubler de volume et devenir mousseux. Retirez du feu et continuez à fouetter pendant 5 minutes. Ajoutez le jus des citrons, le fromage blanc, salez, poivrez, mélangez et tenez au chaud au bain-marie. Faites dorer dans une poêle à revêtement anti-adhésif les filets de loup salés et poivrés 4 minutes de chaque côté. Dressez-les sur une assiette chaude et nappez-les de sauce. Servez.

FILETS DE POISSON AU GRATIN

Réalisation **15 mn**

Faites pocher les filets de poisson pendant 10 minutes dans le court-bouillon. Placez-les ensuite dans un plat allant au four. Dans une casserole, mettez le vin blanc, les échalotes hachées, les champignons émincés. Laissez réduire doucement et ajoutez enfin le concentré de tomates dilué avec un peu d'eau. Versez cette sauce sur les filets. Saupoudrez de gruyère râpé et faites gratiner à four chaud.

4 personnes

- 500 g de filets de poisson
- 200 g de champignons de Paris
- 40 g de gruyère râpé
- 3 ou 4 échalotes
- Concentré de tomates
- 1 court-bouillon
- 1/2 verre de vin blanc
- Sel et poivre

TRUITES FARCIES EN PAPILLOTES

Réalisation **15 mn**

Émincez les champignons et mélangez-les à la crème et au curry. Assaisonnez. Farcissez les truites, arrosez-les de citron. Posez-les dans des carrés de papier d'aluminium et fermez hermétiquement les papillotes. Faites cuire 20 minutes à four moyen.

4 personnes

- 4 truites de 150 g
- 100 g de champignons de Paris
- 1 c. à café de crème allégée 15% mg
- 1 pointe de curry
- 1 citron
- Sel et poivre

FILETS DE RASCASSE À LA FONDUE DE TOMATES FRAÎCHES ET AU BASILIC

4 personnes
- 450 à 500 g de filets de rascasse
- 600 g de tomates (marmande ou olivette)
- 1 oignon moyen
- 1/2 botte de basilic frais
- Sel et poivre

Réalisation **30 mn**

Plongez les tomates 2 minutes dans l'eau bouillante. Pelez-les, coupez-les en deux et éliminez les pépins. Coupez-les en petits dés. Épluchez et hachez finement l'oignon. Mettez-le dans une casserole à revêtement anti-adhésif et laissez-le suer à couvert 10 minutes à feu moyen. Ajoutez les tomates, salez, poivrez et faites cuire à feu doux 45 minutes en remuant fréquemment. Hachez finement le basilic, ajoutez-le à la fondue de tomate cuite. Arrêtez la cuisson, remuez et tenez à couvert. Salez et poivrez les filets de rascasse, saisissez-les 3 minutes de chaque côté dans une poêle à revêtement anti-adhésif.

Dressez sur une assiette chaude la fondue de tomates et disposez dessus les filets de rascasse.

FILETS DE SAUMON SAUCE BASILIC

Réalisation **30 mn**

Hachez l'échalote et faites-la suer dans une casserole à revêtement anti-adhésif pendant 5 minutes, puis ajoutez la crème, le lait, le vin blanc et le fumet de poisson. Faites bouillir 15 minutes. Délayez la Maïzena avec une cuillerée à soupe d'eau froide. Ajoutez à la sauce. Laissez cuire 2 minutes. Ajoutez le basilic haché, le jus de citron, salez et poivrez. Laissez mijoter 5 à 10 minutes. Salez et poivrez les filets de saumon et faites-les dorer 4 minutes de chaque côté dans une poêle à revêtement anti-adhésif. Dressez-les sur une assiette chaude et nappez-les de sauce au basilic. Servez.

4 personnes

- 4 filets de saumon de 200 g
- 1 bouquet de basilic frais
- 1 échalote

Sauce :

- 50 g de crème fraîche allégée à 15 % mg
- 2 verres de lait écrémé
- 1/2 citron
- 2 verres de vin blanc sec
- 2 c. à soupe de fumet de poisson
- 1,5 c. à café de Maïzena
- Sel et poivre

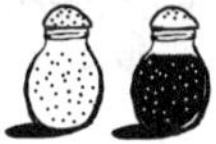

FILETS DE SOLE À LA NORMANDE

4 personnes

- 4 soles en filets
- 250 g de moules fraîches
- 100 g de crevettes décortiquées
- 150 g de champignons de Paris
- 1 verre de vin blanc
- 2 c. à café de Maïzena

Sauce :

- 50 g de crème fraîche allégée à 15 % mg
- 2 verres de lait écrémé
- 2 verres de vin blanc
- 2 c. à soupe de fumet de poisson
- Le jus d'un citron
- Sel et poivre

Réalisation **30 mn**

Faites pocher les filets de sole dans le vin blanc additionné de 100 ml d'eau pendant 10 minutes. Faites ouvrir les moules bien lavées dans une casserole, puis retirez-les de leur coquille. Filtrez le jus, réservez. Dans une casserole à bords hauts, mélangez la crème, le lait, le vin blanc, le fumet, le jus des moules, salez et poivrez. Laissez mijoter 15 minutes. Lavez et émincez les champignons de Paris. Cuisez-les dans une casserole à revêtement anti-adhésif pendant 10 minutes. Égouttez-les et mettez-les dans la sauce avec les crevettes et les moules.

Délayez la Maïzena avec un peu d'eau froide. Ajoutez-la à la sauce. Faites mijoter 10 minutes, puis ajoutez le jus de citron. Servez les filets nappés de sauce.

GRATIN DE FRUITS DE MER

Réalisation **10 mn**

Battez les œufs avec le lait dans un saladier. Égouttez les fruits de mer, et ajoutez-les dans le saladier. Mélangez et assaisonnez. Versez la préparation en ramequins. Faites cuire au bain-marie pendant 30 minutes (th. 7).

4 personnes

- 1 petite boîte de crevettes
- 1 petite boîte de crabe
- 1 petite boite de moules au naturel
- 2 œufs
- 250 ml de lait
- Sel et poivre

LOTTE AUX POIREAUX

Réalisation **10 mn**

Coupez les poireaux en julienne, et faites-les blanchir 10 minutes. Égouttez-les, mélangez-les au fromage blanc et au vin blanc. Salez, poivrez. Placez la lotte en tranches dans un plat allant au four, nappez de poireaux. Faites cuire 15 minutes à four moyen (th. 6).

4 personnes

- 600 g de lotte
- 1 kg de poireaux
- 1 verre de vin blanc
- 2 c. à soupe de fromage blanc à 20 % mg
- Sel et poivre

POISSON EN COCOTTE

4 personnes

- 800 g de cabillaud
- 800 g de carottes
- 1 oignon
- 5 c. à soupe de lait écrémé
- 60 g de gruyère râpé
- 1 citron
- Sel et poivre

Réalisation **15 mn**

Lavez et épluchez les carottes. Coupez-les en deux en les citronnant. Au fond d'un plat à revêtement anti-adhésif, placez une couche de cabillaud coupé en morceaux, puis une couche d'oignons émincés, et une couche de carottes, salez et poivrez. Renouvelez l'opération, puis couvrez avec le lait écrémé. Saupoudrez de gruyère râpé. Faites cuire au four 1 heure environ (th. 5).

POT-AU-FEU DE POISSON

4 personnes

- 600 g de poisson : cabillaud, saumon...
- 800 g de poireaux
- 400 g de carottes
- 1 branche de céleri
- 1 bouquet garni
- 1 oignon
- 1 clou de girofle
- 1 gousse d'ail
- Sel et poivre

Réalisation **20 mn**

Épluchez et lavez les poireaux, les carottes et le céleri. Faites un court-bouillon avec le sel, le poivre, le céleri, l'ail, l'oignon piqué du clou de girofle, le bouquet garni, les poireaux et les carottes. Laissez cuire 45 minutes. Ajoutez alors le poisson et laissez cuire de nouveau 30 minutes à petit feu. Égouttez le poisson et les légumes, dressez-les sur un plat creux.

SOLE EN DUXELLE DE CHAMPIGNONS

Réalisation **20 mn**

Coupez les queues des champignons et lavez-les soigneusement dans de l'eau vinaigrée. Égouttez-les et mixez-les en purée fine avec le jus des citrons. Versez cette purée dans une casserole et faites-la réduire un peu à feu doux. Incorporez la crème fraîche. Faites cuire les filets de sole dans une poêle à revêtement anti-adhésif. Répartissez la purée de champignons sur des assiettes individuelles et disposez dessus les filets. Salez et poivrez, parsemez de cerfeuil haché.

4 personnes

- 4 sole de 200 g
- 800 g de champignons de Paris
- 2 citrons jaunes
- 4 c. à soupe de crème fraîche à 15 % mg
- Cerfeuil haché
- Sel et poivre

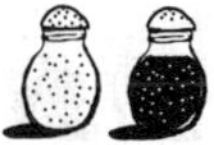

BAVAROIS AUX FRAISES

5 personnes

- 750 g de fraises
- 200 g de fromage blanc à 0 % mg
- 4 feuilles de gélatine
- 2 blancs d'œufs
- 10 feuilles de menthe
- Le jus de 1/2 citron
- Édulcorant de synthèse

Réalisation **15 mn**

Faites tremper la gélatine dans de l'eau froide. Égouttez-la et mettez-la à fondre au bain-marie. Réservez quelques fraises pour la décoration. Mixez le reste en purée. Ajoutez-y le jus du citron et la gélatine. Montez les blancs en neige. Incorporez en mélangeant avec précaution le fromage blanc, puis la purée de fruits et l'édulcorant de synthèse. Versez dans des coupes individuelles et laissez prendre au frais. Placez sur chaque coupe une fraise et quelques feuilles de menthe.

♦ **Notre suggestion :** Ce dessert est aussi délicieux préparé avec des framboises ou des poires.

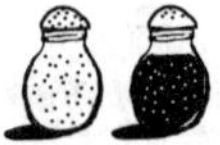

CHANTILLY MINCEUR

6 personnes

- 5 petits-suisses à 20 % mg (ou 150 g de fromage blanc à 0 % mg)
- 1 blanc d'œuf
- 1 c. à café d'édulcorant de synthèse
- Extrait de vanille

Réalisation **10 mn**

Battez les petits-suisses avec l'édulcorant et la vanille. Ajoutez-y délicatement le blanc d'œuf battu en neige ferme. Placez dans des coupelles et mettez 3 heures au réfrigérateur.

♦ **Notre suggestion :** Vous pouvez utiliser un autre parfum (cannelle, citron...).

COMPOTE AUX DEUX FRUITS

4 personnes

- 2 belles oranges
- 300 g de pommes
- Édulcorant de synthèse

Réalisation **15 mn**

Épluchez les fruits, réservez quelques quartiers d'orange pour la décoration. Préparez une compote avec les pommes, le reste des oranges et l'édulcorant, mixez la préparation. Versez dans des coupes individuelles, décorez avec les quartiers d'orange réservés, et mettez au frais 2 heures avant de servir.

♦ **Notre suggestion :** Vous pouvez parfumer cette compote avec de la cannelle.

COMPOTE MERINGUÉE

4 personnes

- 2 pommes
- 1 poire
- 2 blancs d'œufs
- Cannelle
- Édulcorant de synthèse
- 1 zeste de citron

Réalisation **20 mn**

Coupez les fruits en petits dés. Ajoutez deux cuillerées à soupe d'eau, l'édulcorant et le zeste de citron. Faites cuire à couvert 15 minutes à feu doux. Réduisez les fruits en compote et incorporez délicatement la cannelle et les blancs montés en neige. Faites cuire à four doux (th. 4) pendant 30 à 40 minutes. Servez immédiatement.

FLAN MERINGUÉ À L'ANANAS

4 personnes

- 400 g d'ananas frais
- 400 ml de lait écrémé
- 2 œufs entiers + 2 blancs
- Vanille
- Édulcorant de synthèse pour la cuisson

Réalisation **15 mn**

Coupez l'ananas en dés. Versez le lait dans une casserole avec l'édulcorant et la vanille, portez à ébullition. Battez les œufs entiers en omelette. Versez le lait bouillant sur les œufs en remuant. Égouttez l'ananas, placez les morceaux au fond d'un plat allant au four. Versez le mélange sur l'ananas, faites cuire 40 minutes au bain-marie à four moyen. Recouvrez la préparation de deux blancs d'œufs battus en neige très ferme et placez sous le gril quelques minutes.

CRÈME ANGLAISE

Réalisation **15 mn**

Portez à ébullition le lait aromatisé avec la vanille et le zeste d'orange. Séparez les jaunes d'œufs des blancs. Battez les jaunes avec l'édulcorant, puis versez dessus le lait chaud en remuant avec une spatule en bois. Remettez sur le feu dans une casserole en tournant jusqu'à ce que la crème nappe la spatule. Ne laissez pas bouillir. Retirez aussitôt du feu, versez la crème dans une terrine et mettez à refroidir.

4 personnes

- 400 ml de lait écrémé ou 40 g de lait en poudre
- 4 œufs
- 1/2 gousse de vanille
- 1 zeste d'orange
- Édulcorant de synthèse pour la cuisson

♦ **Notre suggestion :** Vous pouvez parfumer cette crème au café, au cacao sans sucre, au rhum…

POMMES CHANTILLY

Réalisation **20 mn**

Épluchez les pommes, coupez-les en lamelles et disposez-les dans une poêle à revêtement anti-adhésif avec le jus de citron, la vanille, la cannelle et l'édulcorant. Dès qu'elles sont cuites, dressez-les sur un plat et nappez-les de chantilly. Servez tiède.

4 personnes

- 5 pommes
- Crème Chantilly (voir recette p. 101)
- Le jus d'un citron
- Cannelle
- Vanille
- 2 c. à café d'édulcorant de synthèse

DUO DE CRÈMES

4 personnes

- 5 jaunes d'œufs + 2 blancs
- 20 g de Maïzena
- 2 c. à soupe de Grand Marnier
- 1,5 c. à soupe de cacao non sucré
- 8 c. à soupe d'édulcorant de synthèse
- 500 ml de lait écrémé
- 4 feuilles de gélatine
- 1/2 zeste d'orange
- Copeaux de chocolat

Réalisation **20 mn**

Faites ramollir les feuilles de gélatine dans un peu d'eau froide. Faites tiédir le lait. Battez les jaunes d'œufs en omelette, ajoutez la Maïzena et le zeste d'orange râpé, mélangez. Égouttez la gélatine. Incorporez le lait aux jaunes d'œufs et remettez à feu doux pour obtenir la consistance d'une crème pâtissière. Retirez du feu, ajoutez la gélatine et l'édulcorant. Mélangez bien, puis répartissez la crème par moitié dans deux saladiers. Parfumez une préparation avec le Grand Marnier et l'autre avec le cacao. Battez les blancs en neige ferme, incorporez-les délicatement aux crèmes. Garnissez des ramequins individuels, la moitié avec la crème au Grand Marnier ; l'autre, avec celle au cacao. Laissez prendre 2 heures au réfrigérateur et servez frais, décorez de copeaux de chocolat.

ENTREMET À LA VANILLE ET COULIS DE FRAMBOISES

4 personnes

- 500 ml de lait écrémé
- 3 œufs entiers + 3 jaunes d'œufs
- 2 c. à soupe d'édulcorant de synthèse pour la cuisson
- 1 bâton de vanille

Coulis :

- 500 g de framboises (fraîches ou surgelées)
- Le jus d'un citron
- 4 c. à soupe d'édulcorant de synthèse

Réalisation **20 mn**

Faites bouillir le lait, ajoutez le bâton de vanille coupé en deux. Laissez infuser 15 minutes. Dans un saladier, mettez les œufs entiers, les jaunes et l'édulcorant. Battez au fouet 5 minutes. Versez le lait encore chaud sur le mélange, fouettez à nouveau et retirez le bâton de vanille. Versez la préparation dans quatre ramequins et faites cuire au four au bain-marie à 150 °C (th. 5) pendant 40 minutes. Mettez au frais.

Coulis : Mixez les framboises avec l'édulcorant et le jus de citron. Mettez au frais. Démoulez les entremets sur les assiettes individuelles et nappez-les de coulis.

♦ **Notre suggestion :** Vous pouvez aussi servir un coulis d'abricots frais, ou au naturel ou un coulis de fraises.

FLAN AU PAMPLEMOUSSE

4 personnes

- 3 pamplemousses
- 2 yaourts nature
- 2 jaunes d'œufs
- 125 ml de lait écrémé
- 1 c. à soupe de Maïzena
- 4 feuilles de gélatine
- 5 c. à soupe rases d'édulcorant de synthèse

Réalisation **20 mn**

Faites ramollir les feuilles de gélatine dans un peu d'eau froide. Pressez deux pamplemousses, réservez le jus. Découpez le pamplemousse restant en tranches fines. Dans un saladier, mélangez les jaunes d'œufs, la Maïzena et l'édulcorant.

Versez peu à peu le lait en mélangeant bien. Faites épaissir cette crème quelques minutes à feu doux. Égouttez la gélatine et incorporez-la hors du feu à la crème, avec le jus des deux pamplemousses et les yaourts. Placez au fond et sur les bords d'un moule à manqué les tranches de fruits. Versez doucement la crème au centre du moule et laissez prendre 2 heures au minimum au réfrigérateur. Servez frais.

♦ **Notre suggestion :** Vous pouvez réaliser cette recette avec des oranges, des ananas ou des kiwis.

FLAN AUX POMMES

Réalisation **15 mn**

Cassez les œufs dans un saladier. Battez-les jusqu'à ce que le mélange devienne mousseux. Pelez les pommes, émincez-les. Faites chauffer le lait écrémé. Ajoutez le parfum et l'édulcorant. Versez sur les œufs battus en fouettant. Ajoutez les pommes. Versez dans un moule à manqué. Faites cuire au bain-marie à four moyen pendant 50 minutes.

4 personnes

- 300 g de pommes
- 400 ml de lait écrémé
- 2 œufs
- 6 c. à café d'édulcorant de synthèse pour la cuisson
- 1 c. à café de vanille liquide

♦ **Notre suggestion :** Cette recette est aussi délicieuse avec des abricots, des pêches ou des poires.

MERINGUES AUX POIRES

Réalisation **15 mn**

Coupez les poires en très petits dés. Montez les blancs en neige ferme avec l'édulcorant. Mélangez et faites cuire en ramequin, au four très doux (th. 4) pendant 30 minutes.

4 personnes

- 2 poires
- 2 blancs d'œufs
- Édulcorant de synthèse pour la cuisson

GRATIN D'ORANGES

4 personnes

- 3 oranges
- 2 œufs
- 250 ml de lait écrémé
- Cannelle
- Édulcorant de synthèse pour la cuisson

Réalisation **15 mn**

Coupez les oranges en tranches et faites-les cuire dans une poêle à revêtement anti-adhésif. Disposez-les dans un plat allant au four. Mélangez dans un saladier les jaunes d'œufs, le lait, la cannelle et l'édulcorant, et versez la préparation sur les oranges. Faites cuire à four doux 10 minutes. Pendant ce temps, battez les blancs d'œufs en neige très ferme. Sortez le plat et nappez-le avec les blancs. Passez-le 5 minutes sous le gril. Servez immédiatement.

MOUSSE AU CHOCOLAT

4 personnes

- 2 jaunes d'œufs
- 3 blancs d'œufs
- 20 g de cacao en poudre non sucré
- 6 c. à soupe de lait écrémé
- 1 c. à café d'édulcorant de synthèse
- 1 feuille de gélatine (facultatif)

Réalisation **10 mn**

Délayez le cacao avec le lait et l'édulcorant sur feu doux. Ajoutez les jaunes. Battez les blancs en neige ferme. Mélangez délicatement, mettez au réfrigérateur plusieurs heures avant de servir.

♦ **Notre suggestion :** vous pouvez parfumer cette mousse avec quelques gouttes d'extrait de café.

MOUSSE AUX AGRUMES

Réalisation **10 mn**

Battez les blancs en neige. Mixez les fruits, mélangez-les avec le fromage blanc et l'édulcorant. Incorporez délicatement les blancs d'œufs. Versez dans des coupes individuelles, mettez au réfrigérateur et servez très frais.

♦ **Notre suggestion :** Ce dessert peut se préparer avec des pamplemousses, des abricots, des pêches, des fraises, des framboises, des ananas, du melon, des poires.

4 personnes

- 700 g de fruits assortis : pamplemousses, oranges, citrons
- 300 g de fromage blanc à 0 % mg
- 2 blancs d'œufs
- 2 c. à café d'édulcorant de synthèse

ŒUFS À LA NEIGE

Réalisation **20 mn**

Préparez une crème anglaise (recette p.103). Battez les blancs en neige avec l'édulcorant. Étalez-les sur un plat et passez-les à four moyen pendant 5 à 10 minutes. Disposez-les à la cuillère sur la crème anglaise.

♦ **Notre suggestion :** Vous pouvez également les pocher dans de l'eau ou dans du lait.

4 personnes

- 3 blancs d'œufs
- 1 c. à café d'édulcorant de synthèse

MOUSSE AU CITRON

6 personnes

- 6 œufs
- 3 citrons non traités
- 125 ml de vin blanc
- 4,5 feuilles de gélatine
- Édulcorant de synthèse pour la cuisson

Réalisation **20 mn**

Lavez les citrons, prélevez les zestes avec un couteau économe, hachez-les, et mettez-les dans une casserole avec le vin blanc, portez 3 minutes à ébullition, puis retirez du feu. Faites tremper les feuilles de gélatine dans l'eau froide. Filtrez le vin blanc, recueillez le liquide dans une casserole, ajoutez-y les feuilles de gélatine bien pressées. Battez le mélange au fouet, incorporez les jaunes d'œufs, le jus des citrons, sept cuillerées à café d'édulcorant et fouettez encore pendant 5 minutes. Montez les blancs en neige très ferme, sucrez avec une cuillerée à soupe d'édulcorant et mélangez-les délicatement à la préparation. Répartissez dans six ramequins, et laissez prendre plusieurs heures au réfrigérateur.

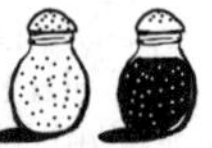

MOUSSE DE FRAMBOISES ET SON COULIS

Réalisation **15 mn**

Passez les framboises au mixeur avec l'édulcorant et le jus du demi-citron. Versez dans un saladier, ajoutez le fromage blanc et mélangez. Faites ramollir les feuilles de gélatine dans l'eau froide, puis faites-les fondre au bain-marie dans une cuillerée à soupe d'eau. Montez les blancs d'œufs en neige très ferme. Incorporez aux framboises la gélatine fondue. Ajoutez délicatement les blancs d'œufs. Répartissez dans des moules individuels. Laissez refroidir 45 minutes au réfrigérateur.

4 personnes

- 200 g de framboises
- 200 g de fromage blanc à 20 % mg
- 4 blancs d'œufs
- 4 feuilles de gélatine
- Le jus de 1/2 citron
- 4 c. à café d'édulcorant de synthèse

Coulis :

- 500 g de framboises
- Le jus d'un citron
- 4 c. à café d'édulcorant de synthèse

Coulis : Mixez les ingrédients. Tenez au frais. Démoulez les mousses et servez-les sur des assiettes nappées de coulis.

ŒUFS AU LAIT

5 personnes

- 2 œufs entiers
- 400 ml de lait écrémé ou 40 g de lait en poudre
- Vanille
- 2 c. à café d'édulcorant de synthèse pour la cuisson

Réalisation **10 mn**

Cassez les œufs dans un saladier, battez-les jusqu'à l'obtention d'un mélange mousseux. Faites chauffer le lait avec la vanille et l'édulcorant, versez-le chaud sur les œufs battus. Mélangez et répartissez le mélange dans cinq ramequins individuels. Faites cuire au bain-marie pendant 20 minutes à four moyen.

♦ **Notre suggestion :** Vous pouvez également parfumer ce dessert avec du café, des zestes de citron ou d'orange, un alcool ou un fruit en lamelles.

ORANGES GIVRÉES

4 personnes

- 4 oranges
- 1/2 citron
- 150 g de fromage blanc à 0 % mg
- 3 c. à café d'édulcorant de synthèse

Réalisation **20 mn**

Pressez le citron. Retirez le chapeau des oranges, videz-les de leur chair. Pressez le jus, ajoutez-le au citron avec l'édulcorant. Battez le fromage au batteur, ajoutez le jus des fruits. Mettez à glacer 1 heure. Battez à nouveau. Remplissez les écorces. Remettez à glacer pendant 2 heures.

PETITS POTS DE CRÈME À L'ORANGE

4 personnes

- 4 belles oranges non traitées
- 400 ml de lait écrémé liquide
- 2 œufs entiers
- 2 c. à café d'édulcorant de synthèse pour la cuisson

Réalisation **20 mn**

Pelez les oranges à l'aide d'un couteau économe. Blanchissez les zestes pendant 10 minutes à l'eau bouillante. Égouttez-les et hachez-les très finement. Délayez l'édulcorant dans le lait. Dans un saladier, battez les œufs, versez-les dans le lait. Passez le mélange au tamis et ajoutez les zestes d'orange. Remplissez des petits pots de cette préparation. Faites cuire au bain-marie 1 heure à four doux (th. 4). Laissez refroidir. Pendant ce temps, retirez les quartiers d'orange en recueillant dans un bol le jus qui s'écoule. Démoulez chaque petit pot de crème sur une assiette. Décorez avec des quartiers d'orange disposés en rosaces. Arrosez avec le jus. Servez très frais.

POIRE BELLE HÉLÈNE

6 personnes

- 3 poires
- 500 ml de glace à la vanille (sans sucre)
- 2 c. à soupe de cacao non sucré
- 1/2 verre de lait écrémé
- 3 c. à café d'édulcorant de synthèse

Réalisation **10 mn**

Coupez les poires en deux, épluchez-les, et faites-les pocher dans l'eau avec l'édulcorant pendant 20 minutes. Disposez dans des ramequins individuels : une demi-poire, une boule de glace. Nappez de cacao délayé dans le lait et servez.

POMMES AU FOUR

6 personnes

- 4 pommes
- 1 c. à café d'édulcorant de synthèse liquide pour la cuisson
- 150 g de fromage blanc à 0 % mg
- 1 jaune d'œuf
- 1 pincée de vanille en poudre
- 1 pincée de cannelle (facultatif)

Réalisation **10 mn**

Évidez les pommes, essuyez-les sans les peler. Mélangez intimement dans un bol l'édulcorant, le fromage blanc, le jaune d'œuf, la vanille, et garnissez-en les pommes. Enveloppez chaque fruit dans un carré d'aluminium. Faites cuire 30 à 40 minutes à four moyen.

POIRES À LA CRÈME

Réalisation **15 mn**

6 personnes

- 300 g de poires
- 400 ml de lait écrémé
- 4 œufs
- 1 citron
- 1 orange
- Vanille en gousse
- 3 c. à café d'édulcorant de synthèse pour la cuisson

Épluchez les poires, coupez-les en deux. Faites-les pocher dans l'eau bouillante pendant environ 10 minutes avec une demi-gousse de vanille, une rondelle de citron et une rondelle d'orange. Égouttez les poires et laissez-les refroidir.

Préparez la crème anglaise : battez les jaunes d'œufs avec l'édulcorant, versez dessus le lait bouillant préalablement aromatisé à la vanille. Mettez à cuire à feu doux sans laisser bouillir jusqu'à ce que la crème nappe la cuillère. Laissez refroidir la crème, versez sur les demi-poires. Servez froid.

♦ **Notre suggestion :** Ce dessert peut se préparer avec d'autres fruits : abricots, pêches, fraises.

POMMES À L'ALSACIENNE

4 personnes

- 4 pommes (reinette de préférence) de 150 g
- 150 g de fromage blanc à 0 % mg
- 3 œufs
- Cannelle en poudre
- 3 c. à café d'édulcorant de synthèse pour la cuisson (facultatif)

Réalisation **15 mn**

Lavez, épluchez les pommes, puis coupez-les en quartiers. Dans une poêle à revêtement anti-adhésif, faites-les dorer. Disposez-les dans un plat allant au four. Séparez les blancs et les jaunes d'œufs. Mélangez le fromage blanc avec les jaunes. Montez les blancs en neige très ferme, ajoutez-y l'édulcorant puis le mélange fromage blanc/jaunes d'œufs. Versez cette préparation sur les pommes. Saupoudrez de cannelle en poudre. Faites cuire à four doux (th. 4) 10 à 12 minutes. Servez tiède.

POMMES EN PAPILLOTES

4 personnes

- 4 pommes
- 2 petits-suisses à 20 % mg
- 2 c. à café d'édulcorant de synthèse
- Vanille ou cannelle

Réalisation **10 mn**

Épluchez et évidez les pommes. Mélangez dans un bol les petits-suisses, l'édulcorant et le parfum. Remplissez les pommes avec ce mélange, posez-les au centre d'un carré de papier d'aluminium. Refermez la papillote. Faites cuire 30 minutes à four moyen (th. 6). Servez tiède ou froid.

POMMES FARCIES

4 personnes

- 4 pommes moyennes
- 1 mandarine
- Le jus d'un citron
- 1/2 c. à café de gingembre en poudre ou de cannelle
- 2 c. à café d'édulcorant de synthèse pour la cuisson

Réalisation 15 mn

Épluchez la mandarine et retirez la petite peau blanche amère. Hachez finement le fruit. Videz les pommes sans les peler, piquez-les avec une fourchette. Placez-les dans un plat allant au four. Remplissez l'intérieur avec des quartiers de mandarine et le jus de citron. Saupoudrez de gingembre ou de cannelle. Ajoutez l'édulcorant si nécessaire. Faites cuire à four doux (th. 4) 1 heure. Servez tiède.

SORBET À LA FRAISE OU À LA FRAMBOISE

5 personnes

- 300 g de fruits
- 5 c. à café d'édulcorant de synthèse
- Le jus d'un citron

Réalisation 10 mn

Délayez l'édulcorant dans 150 ml d'eau. Faites bouillir. Retirez du feu. Mettez ce sirop au frais. Broyez les fruits au mixeur avec le jus de citron. Délayez avec le sirop. Faites glacer.

SORBET AU CITRON

5 personnes

- 7 c. à café d'édulcorant de synthèse
- 3 citrons non traités
- 1/2 blanc d'œuf

Réalisation **15 mn**

12 heures à l'avance, délayez l'édulcorant dans 500 ml d'eau et portez à ébullition. Pelez les citrons et récupérez le zeste. Pressez les citrons. Ajoutez au sirop les zestes et le jus. Laissez infuser 12 heures. Battez le demi-blanc d'œuf jusqu'à ce qu'il devienne blanchâtre. Ajoutez-le au sirop de citron. Faites glacer.

SOUFFLÉ AU CITRON

4 personnes

- 5 œufs
- 1 citron
- 2 c. à café édulcorant de synthèse pour la cuisson
- 1 pincée de sel

Réalisation **15 mn**

Battez les blancs d'œufs en neige très ferme avec le sel. Battez aussi les jaunes jusqu'à ce qu'ils blanchissent. Mélangez l'édulcorant, le zeste et le jus du citron, les blancs et les jaunes d'œufs. Versez la préparation dans un plat. Mettez à four chaud pendant 30 minutes.

TERRINE DE POMMES AU COULIS DE FRAMBOISES

Réalisation **20 mn**

Préchauffez le four à 180 °C (th. 6). Épluchez les pommes, coupez-les en quatre, puis râpez-les. Dans un saladier, battez les œufs en omelette, ajoutez-y la crème fraîche et l'édulcorant. Versez cette préparation sur les pommes râpées, mélangez et répartissez dans quatre ramequins individuels. Faites cuire 20 minutes au four.

4 personnes

- 3 pommes
- 2 œufs
- 2 c. à soupe de crème à 15 % mg
- 2 c. à soupe rases d'édulcorant de synthèse en poudre

Coulis :

- 200 g de framboises surgelées
- 2 c. à soupe rases d'édulcorant de synthèse

Coulis : Laissez décongeler les framboises, faites-les cuire 15 minutes à feu doux dans une casserole à revêtement anti-adhésif. Mixez-les avec l'édulcorant. Servez les pommes démoulées tièdes accompagnées du coulis.

♦ **Notre suggestion :** Vous pouvez remplacer le coulis par du fromage blanc lisse ou de la crème fraîche allégée parfumés à la cannelle.

2 personnes

- 1 jaune d'œuf
- Moutarde
- Huile de paraffine
- Sel et poivres

MAYONNAISE À L'HUILE DE PARAFFINE

Montez le jaune d'œuf et la moutarde avec l'huile de paraffine.

♦ **Nos suggestions :** Pour une sauce verte, ajoutez du persil haché ; une sauce aïoli, ajoutez de l'ail pilé ; une sauce rouge, ajoutez du concentré de tomates ; une sauce orange, ajoutez du curry ; une sauce jaune, ajoutez du safran ; une sauce gribiche, ajoutez des cornichons et des câpres hachés fins.

2 personnes

- 1 yaourt
- Le jus d'un citron
- 1 c. à soupe de moutarde
- 1 c. à café d'huile
- Sel et poivre

MAYONNAISE AU YAOURT

Mélangez tous les ingrédients en fouettant. Ajoutez l'huile ensuite goutte à goutte.

2 personnes

- 1 verre à moutarde de vinaigre
- 12 échalotes
- 11 jaune d'œuf
- 13 c. à soupe de lait écrémé
- Sel et poivre

SAUCE À L'ÉCHALOTE

Hachez les échalotes, mettez-les dans une casserole avec le vinaigre et faites bouillir 10 minutes. Ajoutez ensuite hors du feu, le lait, l'œuf battu en remuant vivement, assaisonnez et servez immédiatement.

♦ **Notre suggestion :** Servez avec des viandes rôties ou grillées.

SAUCE AIGRE-DOUCE

2 personnes
- 1 yaourt bulgare
- 2 c. à soupe de crème fraîche allégée
- Le jus d'un citron
- Sel et poivre

Faites bouillir pendant 10 minutes le yaourt et le jus de citron. Ajoutez hors du feu la crème et battez énergiquement. Assaisonnez.

♦ **Notre suggestion :** Cette sauce accompagne délicatement les poissons.

SAUCE AU POIVRON ET AU CITRON

2 personnes
- 1 citron
- 1 poivron rouge
- 1 petit piment
- 1/2 oignon
- 1 gousse d'ail
- Quelques gouttes de Tabasco
- Sel et poivre

Lavez le poivron, ôtez les pépins, coupez-le en fines lamelles. Épluchez, lavez, hachez ail et oignon. Lavez le piment et coupez-le en tous petits morceaux. Pressez le citron. Mélangez bien tous ces ingrédients, salez, ajoutez quelques gouttes de Tabasco. Laissez reposer une heure avant de servir.

♦ **Notre suggestion :** Servez avec des poissons cuits au court-bouillon ou grillés.

SAUCE AU SAFRAN

2 personnes
- 1 louche de bouillon ou de court-bouillon de poisson
- 1 c. à café de farine
- 1 dose de safran
- Sel et poivre

Faites cuire la farine dans le liquide, ajoutez le safran et assaisonnez.

♦ **Notre suggestion :** Servez avec les poissons.

5 personnes
- 1 yaourt à 0 % mg
- Vinaigre
- Moutarde
- Sel et poivre

SAUCE AU YAOURT

Battez ensemble le yaourt, la moutarde et le vinaigre. Assaisonnez.

♦ **Nos suggestions :** Vous pouvez ajouter à cette sauce des fines herbes et de l'ail, et remplacer le vinaigre par du citron.

5 personnes
- 2 c. à soupe de concentré de tomates
- 4 c. à soupe de lait écrémé
- Cornichons
- Câpres
- Sel et poivre

SAUCE AUX CÂPRES

Mélangez le concentré de tomates et le lait. Ajoutez un demi-verre d'eau et les cornichons hachés. Faire bouillir 15 minutes. Ajoutez le sel, le poivre, les câpres et servez tout de suite.

♦ **Notre suggestion :** Cette sauce accompagne les poissons, la langue, les viandes blanches et les œufs pochés.

5 personnes
- 2 c. à soupe de fromage blanc à 20 % mg
- 2 c. à café de Maïzena
- Herbes et aromates : ail, échalotes, persil, estragon, menthe
- Sel et poivre

SAUCE AUX FINES HERBES

Hachez les fines herbes, l'ail et les échalotes. Diluez la Maïzena dans de l'eau et incorporez le mélange au fromage blanc avec les échalotes. Faites chauffer à feu doux. Au dernier moment, ajoutez les fines herbes.

suggestion annulée

SAUCE AUX TOMATES CRUES

4 personnes
- 3 tomates très mûres
- 1 gousse d'ail
- 2 c. à soupe de persil haché
- 2 c. à café de Viandox
- 1 branche de basilic
- 1 feuille de sauge
- 1 petite pincée de piment
- Sel et poivre

Lavez les tomates, évidez-les, poudrez de sel et laissez-les dégorger plusieurs heures. Égouttez les tomates, épluchez l'ail et lavez les herbes. Mixez jusqu'à l'obtention d'une purée épaisse avec le piment et le viandox.

♦ **Notre suggestion :** Elle accompagne les grillades.

SAUCE BLANC VERT

2 personnes
- 1/2 yaourt nature
- 30 g de roquefort
- 2 c. à café d'huile
- 2 c. à café de vinaigre
- 2 c. à soupe de ciboulette hachée
- Sel et poivre

Écrasez le roquefort avec l'huile et délayez-le petit à petit avec le yaourt. Ajoutez le sel, le poivre, le vinaigre. Fouettez le mélange et incorporez la ciboulette hachée.

SAUCE BLANCHE ALLÉGÉE

2 personnes
- 100 ml d'eau ou de bouillon
- 1 c. à soupe de Maïzena
- Sel et poivre

Délayez la Maïzena dans une petite quantité d'eau froide. Mettez le restant du liquide à bouillir, versez-y la Maïzena délayée. Laissez épaissir sans cesser de remuer. Retirez du feu, salez, poivrez, battez quelques secondes au fouet.

♦ **Notre suggestion :** Cette sauce accompagne les légumes.

2 personnes
- 1 citron
- 1 oignon
- 1 c. à café de vinaigre
- 1 c. à café de moutarde
- 1 pincée de gingembre
- Sel et poivre

SAUCE CHINOISE

Hachez finement l'oignon. Mélangez le vinaigre, la moutarde et le gingembre. Ajoutez en tournant le jus de citron et l'oignon. Salez, poivrez.

♦ **Notre suggestion :** Servez avec des poissons et des viandes blanches.

2 personnes
- 1 œuf
- 1 c. à soupe de lait écrémé
- 1 c. à café de moutarde
- 1 c. à café de jus de citron
- Sel et poivre

SAUCE HOLLANDAISE MINCEUR

Séparez le blanc du jaune d'œuf. Dans un bol au bain-marie, mettez le jaune, la moutarde, le lait et fouettez vigoureusement jusqu'à ce que la sauce épaississe sans tourner. Retirez du feu, sans cesser de fouetter, ajoutez le jus de citron et le poivre. Battez le blanc d'œuf en neige et incorporez-le délicatement

♦ **Notre suggestion :** Cette sauce se sert froide ou chaude.

2 personnes
- 2 c. à café de Maïzena
- 2 c. à café de vinaigre ou citron
- 1 œuf dur
- 2 c. à café de moutarde
- Fines herbes

SAUCE MOUTARDE

Faites cuire la Maïzena dans 200 ml d'eau et laissez refroidir. Incorporez le jaune d'œuf malaxé avec le vinaigre et la moutarde. Ajoutez les fines herbes.

SAUCE TOMATE MINCEUR

2 personnes
- 2 tomates
- 1 gousse d'ail
- 2 oignons
- Bouquet garni
- Sel et poivre

Faites fondre dans une cocotte les oignons émincés, l'ail écrasé, les tomates coupées avec le bouquet garni, le sel et le poivre. Laissez mijoter à petit feu jusqu'à obtention d'une purée épaisse. Passez au mixeur.

♦ **Notre suggestion :** Cette sauce se sert avec les légumes verts, les œufs.

SAUCE VERTE

2 personnes
- 2 c. à soupe de fromage blanc 20% mg
- 1 gousse d'ail
- Persil
- Cerfeuil
- Estragon
- Sel et poivre

Pilez l'ail, hachez les fines herbes, mélangez au fromage blanc. Battez vigoureusement à la fourchette. Mettez la sauce 30 minutes au réfrigérateur.

♦ **Notre suggestion :** Cette sauce convient pour les crudités, les viandes et les poissons froids.

SAUCE VINAIGRETTE ALLÉGÉE

2 personnes
- 1 c. à soupe d'huile
- 1 c. à soupe de vinaigre
- 1 c. à soupe de fromage blanc à 20 % mg
- Moutarde
- Sel et poivre

Procédez comme pour une vinaigrette traditionnelle.

Index

Les entrées

Aspic de légumes au coulis de tomates fraîches 36
Citrons farcis 37
Cocktail de pamplemousse aux crevettes 37
Concombre aux crevettes 38
Fonds d'artichauts aux crevettes 39
Gâteaux aux quatre légumes 39
Gâteau de concombre et tomates au coulis de concombre 40
Légumes à la grecque 41
Légumes à la provençale 41
Mousse au jambon 42
Mousse de brocolis au surimi 42
Mousse de concombres 44
Mousse de tomates au coulis de champignons frais 45

Les légumes

Aubergines gratinées sauce tomate 46
Brocolis à la tomate 47
Brocolis en gratin 47
Courgettes farcies 48
Endives au bouillon 48
Fenouil à la provençale 49
Flan aux carottes 50
Fondue de poireaux aux oignons 49
Gâteau d'aubergines 50
Gratin de salsifis 51
Poireaux à l'étuvée aux tomates fraîches 52
Purée de chou-fleur aux champignons 53
Ratatouille 53

Les œufs

Œufs brouillés aux asperges 54
Œufs cocotte au jambon 54
Œufs en puits 55
Œufs florentine 55
Omelette aux champignons 56
Omelette soufflée aux fines herbes 56
Ramequins au fromage 57
Soufflé au fromage 57

Les abats

Cervelles à la hollandaise minceur 58
Coquilles de cervelle au gratin 59
Foie d'agneau aux poivrons 59
Foie de veau à l'orange 60
Langue de veau ménagère 61
Langue sauce piquante 60
Rognons de veau à la moutarde 58
Rognons de veau au cidre 62

Les volailles et le lapin

Filets de dinde à la mousseline de poireaux 64

Filets de volaille à l'ancienne 63
Lapin à la moutarde 65
Lapin au chou vert 67
Lapin au coulis de poivrons 66
Lapin chasseur 65
Lapin façon gibelotte 68
Papillotes de poulet 69
Pintade à l'estragon 69
Pintade à l'orange 70
Pintade à la fondue de légumes 71
Pintadeau à la paysanne 72
Poule au pot 72
Poulet à la diable 73
Poulet au citron en papillote 74
Poulet au citron 73
Poulet au vinaigre 74
Poulet basquaise 75
Poulet marengo 75

Les viandes

Blanquette de veau 76
Bœuf à l'haïtienne 73
Bœuf aux carottes 78
Bœuf bourguignon 78
Bœuf braisé aux poireaux 79
Bœuf provençal 79
Côte de veau à la crème d'oignons 80
Curry de veau 81
Entrecôte au coulis de champignons 83
Escalopes gratinées 81
Goulasch 82
Hachis parmentier de légumes 83
Longe de veau au citron 86
Noix de bœuf aux tomates 85
Pain de viandes aux légumes 85
Paupiettes de veau aux fines herbes 84
Rôti de veau au lait et aux navets 84
Sauté de veau chasseur 87
Sauté de veau printanière 88
Sauté de veau rouennaise 89
Veau au paprika 89
Veau aux courgettes 88

Les poissons

Calamars sauce tomate 90
Colin à la mousseline légère 91
Filets de loup sauce citronnée 92
Filets de poisson au gratin 93
Filets de rascasse à la fondue de tomates fraîches et au basilic 94
Filets de saumon sauce basilic 94
Filets de sole à la normande 96
Gratin de fruits de mer 97
Lotte aux poireaux 97
Poisson en cocotte 98
Pot-au-feu de poisson 98
Sole en duxelle de champignons 99
Truites farcies en papillotes 93

Les desserts

Bavarois aux fraises 100
Chantilly minceur 101
Compote aux deux fruits 101
Compote meringuée 102
Crème anglaise 103

Duo de crèmes 104
Entremet à la vanille et coulis de framboises 105
Flan au pamplemousse 106
Flan aux pommes 107
Flan meringué à l'ananas 102
Gratin d'oranges 108
Meringues aux poires 107
Mousse au chocolat 108
Mousse au citron 110
Mousse aux agrumes 109
Mousse de framboises et son coulis 110
Œufs à la neige 109
Œufs au lait 112
Oranges givrées 112
Petits pots de crème à l'orange 113
Poire belle Hélène 114
Poires à la crème 115
Pommes à l'alsacienne 116
Pommes au four 114
Pommes Chantilly 103
Pommes en papillotes 116
Pommes farcies 117
Sorbet à la fraise ou à la framboise 117
Sorbet au citron 118
Soufflé au citron 118
Terrine de pommes au coulis de framboises 119

Les sauces

Mayonnaise à l'huile de paraffine 120
Mayonnaise au yaourt 120
Sauce à l'échalote 120
Sauce aigre-douce 121
Sauce au poivron et au citron 121
Sauce au safran 121
Sauce au yaourt 122
Sauce aux câpres 122
Sauce aux fines herbes 122
Sauce aux tomates crues 123
Sauce blanc vert 123
Sauce blanche allégée 123
Sauce chinoise 124
Sauce hollandaise minceur 124
Sauce moutarde 124
Sauce tomate minceur 125
Sauce verte 125
Sauce vinaigrette allégée 125